REPLIQUE

A LA CRITIQUE

OU

LIBELLE

DE M. AUBERT, MÉDECIN

A CHAALONS SUR MARNE,

Dans laquelle on démontre évidemment la fausseté de ses raisonnemens sur le PÉRITOINE, *& sur plusieurs Points essentiels d'Anatomie;*

Avec une Réfutation de son Écrit sur une Maladie qu'il a nommée NOIRE :

Par Mr. NAVIER, Docteur en Médecine, & Associé-Correspondant de l'Académie Royale des Sciences de Paris.

A CHAALONS.

Et se vend à Paris,

Chez DURAND, Ruë S. Jacque, au Griffon.

M. DCC. LII.

Avec Approbation & Privilége du Roi.

AVERTISSEMENT.

LA néceſſité, où s'eſt trouvé l'Auteur, de repliquer à ſon Confrére, pour ſe juſtifier d'imputations auſſi gratuites que mal fondées, ne l'a point empêché d'uſer de modération dans ſa Replique, autant & peut-être plus que ne le demandoit le Libelle auquel il répond. Il ſeroit extrêmement flaté, ſi après la lecture de ſon Ouvrage, le Public pouvoit lui rendre le témoignage avantageux de *n'avoir point paſſé les bornes d'une défenſe légitime.* *

Il ſera aiſé de reconnoître, que

* Libelle, pag. 1re.

l'Auteur ne s'est pas contenté de répondre à une pure chicane de mots; mais qu'il a tâché de rendre son travail utile, par les Recherches interessantes qu'il a répanduës dans cet Ouvrage. Il saisit en effet toutes les occasions qui se présentent de développer, conformément à l'expérience & aux loix de la Nature, le Méchanisme de certaines fonctions de l'Œconomie animale, & les Causes Physiques de plusieurs Faits importans qui se rencontrent souvent dans l'Éxercice de la Médecine.

APPROBATION

De Monſieur VERNAGE, *Docteur-Régent de la Faculté de Médecine en l'Univerſité de Paris, Médecin-Conſultant du Roi & Cenſeur Royal.*

J'Ai lu, par ordre de Monſeigneur le Chancelier, la Replique de Monſieur NAVIER, Docteur en Médecine, & Aſſocié-Correſpondant de l'Académie Royale des Sciences de Paris, à la Critique de Mr. Aubert, Médecin à Chaalons ſur Marne, ſoûtenant que le Péritoine n'enveloppe pas immédiatement les Inteſtins; avec une Réfutation de l'Écrit dudit Mr. Aubert, ſur une Maladie qu'il a nommée *NOIRE*.

Je n'ai rien trouvé dans cet Ouvrage qui ne fût très-conforme à la plus éxacte Anatomie, & à la plus ſaine Pratique de Médecine, & à celle que j'ai employée en pareils cas. Ce dix Mars, 1752.

VERNAGE.

PRIVILÉGE DU ROI.

LOUIS, PAR LA GRACE DE DIEU, ROI DE FRANCE ET DE NAVARRE : A nos amés & feaux Conseillers, les Gens tenans nos Cours de Parlement, Maîtres des Requêtes ordinaires de notre Hôtel, Grand Conseil, Prevôt de Paris, Baillifs, Sénéchaux, leurs Lieutenans Civils, & autres nos Justiciers qu'il appartiendra : SALUT. Notre bien-aimé le Sieur NAVIER, Docteur en Médecine, Nous a fait exposer qu'il desireroit faire imprimer & donner au Public un Ouvrage de sa composition, qui a pour titre *Replique à la Critique de Mr. AUBERT, Médecin à Chaalons sur Marne*, s'il Nous plaisoit lui accorder nos Lettres de permission pour ce nécessaires. A CES CAUSES voulant favorablement traiter l'Exposant, Nous lui avons permis & permettons par ces Présentes, de faire imprimer sondit Ouvrage en un ou plusieurs volumes, & autant de fois que bon lui semblera ; & de le faire vendre & débiter par tout notre Royaume, pendant le temps de trois années consécutives, à compter du jour de la date des Présentes. FAISONS défenses à tous Imprimeurs, Libraires, & autres Personnes, de quelque qualité & condition qu'elles soient, d'en introduire d'impression fion étrangere dans aucun Lieu de notre obéïssance. A la charge que ces Présentes seront enrégistrées tout au long, sur le Régistre de la Communauté des Imprimeurs & Libraires de Paris, dans trois mois de la date d'icelle; que l'impression dudit Ouvrage sera faite dans notre Royaume & non ailleurs, en bon papier & beaux caractéres, conformément à la feuille imprimée, attachée pour modele sous le contre-scel des Présentes; que l'Impétrant se conformera en tout aux Réglemens de la Librairie, & notamment à celui du dix Avril, 1725. Et qu'avant de l'exposer en vente, le Manuscrit qui aura servi de copie à l'impression dudit Ouvrage, sera remis dans le même état où l'Approbation y aura été donnée, ès mains de notre très-cher & féal Chevalier Chancelier de France, le Sieur Delamoignon; & qu'il en sera ensuite remis deux Exemplaires dans notre Bibliothéque publique, un dans celle de notre Château du Louvre, un dans celle de notre très-cher & féal Chevalier Chancelier de France, le Sieur Delamoignon, & un dans celle de notre très-cher & féal Chevalier, Garde des Sceaux de France, le Sieur de Machault, Commendeur de nos Ordres: le tout à peine de nullité des Présentes. Du contenu desquelles vous Mandons & Enjoignons de faire jouir ledit Exposant, & ses Ayant cause, pleinement & paisiblement, sans

souffrir

fouffrir qu'il leur foit fait aucun trouble ou empéchement. VOULONS qu'à la copie des Préfentes, qui fera imprimée tout au long au commencement ou à la fin dudit Ouvrage, foi foit ajoûtée comme à l'Original. COMMANDONS au premier notre Huiffier ou Sergent fur ce requis, de faire pour l'éxécution d'icelles, tous Actes requis & néceffaires, fans demander autre permiffion, & nonobftant clameur de Haro, Chartre Normande, & Lettres à ce contraires: CAR tel eft notre plaifir. DONNÉ à Verfailles le vingt-neuviéme jour du mois de Mai, l'an de Grace mil fept cent cinquante deux; Et de notre Régne le trente-feptiéme. Par le Roi en fon Confeil. *Signé*, *SAINSON*.

Régiftré fur le Régiftre treize de la Chambre Royale des Libraires & Imprimeurs de Paris, N°. 4. fol. 3. *conformément au Réglement de* 1723, *qui fait défenfe Art.* 4. *à toutes perfonnes, de quelque qualité qu'elles foient, autres que les Libraires ou Imprimeurs, de vendre, débiter & faire afficher aucuns Livres pour les vendre en leurs noms, foit qu'ils s'en difent les Auteurs ou autrement; & à la charge de fournir à la fufdite Chambre, neuf Exemplaires prefcrits par l'Article* cviij. *du même Réglement. A Paris le 21 Juillet*, 1752.

COIGNARD, Syndic.

REPLIQUE

REPLIQUE

DE M. NAVIER, Docteur en Médecine, & Associé-Correspondant de l'Académie Royale des Sciences de Paris;

AU Libelle de M. AUBERT, Médecin à Chaalons sur Marne, soûtenant que le Péritoine n'enveloppe pas immédiatement les intestins;

AVEC une Réfutation de l'Écrit dudit M. AUBERT sur une Maladie qu'il a nommée NOIRE.

VOUS sçavez mieux que personne, MONSIEUR, comment a été reçuë du Public la Réponse que vous avez faite à mes deux Lettres imprimées. Si l'on a donné à cette Réponse le nom de Li-

 belle

belle injurieux, auſſi-tôt qu'elle a paruë ; vous devez vous en prendre à vous-même. On auroit bien de la peine à croire que le plus zélé de vos Partiſans voulût partager avec vous le rare talent d'être non ſeulement Souſcripteur, mais même Auteur d'un Ouvrage qui mériteroit la vindicte publique.

Comme l'amour de la paix & de l'union fraternelle doit toujours nous guider dans toutes nos démarches, & qu'il doit même l'emporter ſur la demangeaiſon d'écrire qu'il vous plaît de m'imputer gratuitement; j'ai eu grand ſoin de vous donner le temps de réfléchir ſérieuſement ſur les invectives groſſieres que contient votre Libelle. S'il m'étoit venu de votre part un deſaveu tel qu'il pût ſervir à ma juſtification, je me ſerois contenté de vous communiquer en ſecret ce que votre ſilence m'oblige de manifeſter au grand jour; c'eſt-à-dire, vos ſophiſmes, vos contradictions, vos infidélités, vos comparaiſons fauſſes, enfin vos mépriſes continuelles ſur les points eſſentiels d'Anatomie que vous

avez

avez voulu discuter. C'est là tout le plan de ma Replique, dans laquelle je tâcherai de vous suivre pas à pas. Vous voyez, Monsieur, que j'ai dessein de m'attacher principalement à la doctrine, & de garder un profond silence sur les traits satyriques dont il vous plaît d'user à mon égard.

Comment osez-vous m'accuser, dès la premiere page de votre Libelle, de vous *avoir fait essuyer de sanglans reproches, & d'avoir tenu des discours injurieux sur votre compte ?* Vous avez tort ; il est de notorieté, que jamais je n'ai répondu à vos mauvais procédés, que par un *profond silence* : vous en convenez dans votre Libelle, (*a*) ce sont là vos propres termes. Bien plus, vous vous y glorifiez d'avoir été l'Aggresseur, & vous m'y reprochez d'*avoir paru insensible à tous* vos *coups.* (*b*) Vous voilà donc déja en contradiction avec vous-même. Oui, je me suis tu, & vous avez cherché à me déprimer par tous les moyens que vous avez cru pro-

(*a*) Libelle, page 14, ligne 20.

(*b*) Libelle, pag. 14, lig. 19.

 pres

pres à y réussir. Vous n'avez cessé, depuis dix ans que j'habite cette Ville, de tenir à mon sujet, des propos dont votre Libelle n'est que l'extrait. J'aurois toujours gardé le silence, si les moyens pacifiques que j'avois employés depuis nombre d'années, eussent été capables de vous faire tenir une conduite plus mesurée à mon égard. Mais non, ma tranquillité ne faisoit que vous animer davantage: j'étois donc en droit de tenter quelqu'autre moyen. Pour cet effet j'avois rendu publique ma Lettre du vingt & un Avril dernier, qui n'est qu'un simple exposé de faits propres à me justifier contre vos fausses imputations. Vous y êtes ménagé au point, que personne ne vous y reconnoîtra jamais. A peine cette Lettre a-t-elle paruë, que vous vous êtes livré sans réserve aux discours les plus indécens. Je me suis justifié par ma Lettre du deux Juillet suivant; alors vous êtes devenu violent, & dans cet accès vous avez enfanté le Libelle auquel je répons.

Vous vous emportez avec trop de véhémence,

véhémence, (a) lorſque vous eſſayez de prouver que je ne ſuis point Auteur de la Lettre du deux Juillet, & qu'elle n'eſt que ſous mon nom. Pour perſuader ce que vous prétendez, il falloit néceſſairement démontrer, que tous les détails anatomiques rapportés dans ma Lettre, avoient été copiés mot à mot dans quelque Auteur : car celui qui l'auroit faite, n'étant point Anatomiſte, n'auroit pu les y inſerer qu'en le ſuppoſant Copiſte, comme vous l'avancez. (b) Mais outre que vous êtes dans l'impoſſibilité de produire de pareilles preuves, les faits anatomiques que je rapporte étant d'après la Nature ; & la diſſection ſeule m'ayant procuré ces connoiſſances : il falloit encore ſuppoſer ce Copiſte inſtruit de l'Anatomie, pour faire choix dans les Auteurs de ce qui convenoit à mon ſujet. D'ailleurs, les Textes Latins qui y ſont répandus, ne peuvent avoir été puiſés que dans leur ſource. Vous ne

(a) Libelle, pag. 2, & 3.

(b) Libelle, pag. 10, lig. 7.

 me

me les avez point communiqués; vous n'avez ſoupçonné aucune perſonne de l'Art ni d'ici ni d'ailleurs, d'y avoir eu part. Qui donc dans cette Ville a feuilleté les Sydenham, les Frind, &c. pour y trouver ce qui m'étoit néceſſaire?

Avez-vous bonne grace de vouloir trancher du Logicien, en m'attaquant ſur une définition? *(a)* Quoi! vous n'avez pas ſenti qu'une diſpute de mots ne devoit rien ajoûter à votre mérite, & qu'elle ne pouvoit ſervir à votre chimérique triomphe? Falloit-il donc vous déceler vous-même, & faire connoître au Public, que vous aviez un goût ſi décidé pour ces ſortes de matieres? Lorſque j'ai dit à la Note *c.* de ma Lettre du vingt & un Avril, *Que le Péritoine étoit une membrane qui enveloppoit immédiatement les inteſtins*; je voulois uniquement en donner une notion générale aux perſonſonnes qui ne ſont point de l'Art, pour leſquelles cette Lettre étoit imprimée. Qui croira jamais que par une

(a) Libelle, pages 4. & 5.

Note

Note marginale, dans un ſimple exposé de faits, j'aye eu intention de donner une définition complette? J'en appelle à vous-même, vous ne l'avez jamais cru : mais c'eſt un moyen que vous avez imaginé, & qui vous a paru bon pour arriver à vos fins. Je ne me ſuis jamais plaint, que vous m'accuſiez d'avoir donné une fauſſe définition; mais de ce que vous prétendiez, que j'avois avancé mal-à-propos, Que le Péritoine enveloppoit immédiatement les inteſtins, & *que c'étoit en fait d'Anatomie, une faute auſſi grave que repréhenſible.* Ce ſont les termes de ma Lettre du deux Juillet, (*a*) & ce dont il eſt uniquement queſtion. Si dans la même Lettre je m'étens davantage ſur les uſages du Péritoine, ce n'a pas été dans l'intention de changer ma définition, comme vous le dites; (*b*) puiſque je n'y avois jamais penſé, & que vous n'en aviez encore rien dit vous-même : mais pour vous faire connoître la maniere dont il envelop-

(*a*) Pag. 1, lig. 18.

(*b*) Libelle, pag. 9. lig. 9.

pe les inteſtins, &c. Si j'euſſe prétendu par-là me juſtifier ſur le terme de définition; je me ſerois bien gardé de dire, dans cette ſeconde Lettre, (a) que ma définition étoit éxacte; ce qui ſelon vous, fait tout mon crime, & c'eſt ce qui prouve ma droiture. D'ailleurs, il eſt ſans exemple, que l'on ait jamais fait la critique d'une Définiton, avec autant d'aigreur & d'indécence. Vous n'entendez gueres vos interêts : n'avez-vous donc point craint de paſſer pour un homme ſuperficiel, & injuſte à l'égard de vos Confreres? puiſque pour une pareille vétille, vous n'avez ceſſé pendant pluſieurs mois d'en entretenir toute la Ville. Les critiques de cette nature ne ſont point permiſes; car loin de ſervir au progrès des Sciences, elles leur ſont toujours préjudiciables.

Si je voulois diſputer ſur votre définition, je trouverois de quoi renverſer votre édifice de fond en comble. Vous ſoûtenez avec chaleur, que d'avancer *Que le Péritoine enveloppe immé-*

(a) Pag. 5, lig. 7.

diatement

diatement les inteſtins, eſt une définition qui n'eſt pas juſte. *Ce n'eſt pas aſſez*, dites-vous, (*a*) *elle devoit* cette définition *nous apprendre auſſi qu'il enveloppe l'Eſtomac, le Foie, le Pancréas, le Meſentére, la Rate, & tous les viſceres du bas-ventre, parce qu'effectivement il les enveloppe tous.* Quels ſont-ils donc ces autres viſceres du bas-ventre que vous ne nommez pas ? Il y en a cependant encore quatre ; ſçavoir, les deux Reins, la Veſſie & l'*Uterus*. Vous ſeriez très-embaraſſé de les trouver dans le ſac du Péritoine, & vous les y chercheriez en vain ; ils n'y ſont point. Mais je vais vous mettre le doigt deſſus. Chaque Rein eſt posé auprès des vertebres lombaires ; la partie ſupérieure eſt proche la derniere fauſſe côte, & l'inférieure touche, pour ainſi dire, la crête ſupérieure des os des Iſles : la partie cave ou petite courbure regarde la convexité du Péritoine ; de ſorte *qu'ils* les Reins *ſont hors du ſac du Péritoine*, dit l'illuſtre Mr. Winſlow. (*b*)

(*a*) Libelle, pag. 4, lig. 35.

(*b*) Expoſit. Anatom. T. IV. pag. 168. *in*-12.

La

La Veſſie eſt ſituée dans la cavité formée par les os des Iſles, nommée le Baſſin, qui termine la partie inférieure de la région hypogaſtrique, & par conſequent du bas-ventre. La Veſſie occupe la partie antérieure, poſée devant le *Rectum* dans les hommes, & devant l'*Uterus* chez la femme, faiſant ſeulement un petit enfoncement dans le Péritoine à l'extérieur, à meſure qu'elle s'emplit d'urine. L'*Uterus* occupe dans le Baſſin le milieu entre la Veſſie & l'inteſtin *Rectum*, abſolument hors du ſac du Péritoine ; & y fait extérieurement un enfoncement plus ou moins conſidérable, à meſure qu'il augmente de volume dans la groſſeſſe. L'hiſtoire que je vous fais de la ſituation de ces viſceres, n'eſt point d'après les Dictionnaires, mais une copie tirée ſur l'original. Vous pouvez donc aller les chercher aux endroits que je vous indique, vous les y trouverez. La définition que vous donnez du Péritoine n'eſt donc pas juſte ; puiſqu'il eſt faux, qu'il renferme, comme vous le prétendez, tous les viſceres du bas-ventre. Mais voyons préſentement,

en

en peu de mots, si ce que j'ai dit à la Note *c* de ma Lettre du vingt-un Avril dernier; sçavoir, *Que le Péritoine est une membrane qui enveloppe immédiatement les intestins*, ne renferme pas les qualités essentielles d'une bonne définition.

Je dois vous observer, Monsieur, que vous n'êtes pas plutôt entré en matiere, que vous donnez lieu de vous faire le reproche d'être un Censeur bien peu équitable. Lorsque vous avez consulté la Logique de Port-Royal, n'y avez-vous pas vu qu'il y a deux sortes de Définitions? La premiere, *qui explique la nature d'une chose par ses attributs essentiels*, & qui renferme *le genre & la différence; ainsi on définit l'homme, un animal raisonnable:* Et la seconde, *qu'on appelle Description & qui donne quelque connoissance d'une chose par les accidens qui lui sont propres & qui la déterminent assez, pour en donner quelqu'idée qui la discerne des autres.* (*a*)

Avec un peu plus d'équité vous

(*a*) Logique ou l'Art de penser, Part. II. Ch. XVI.

auriez

auriez donc renoncé à la chicane que vous me faites ſur la définition ; puiſque vous avez lu ma juſtification dans le même Auteur. Vous l'avez luë également dans le Dictionnaire de Furetiere, dont vous avez copié mot à mot les ſept premieres lignes (*a*) que vous donnez ſur la définition & comme venant de votre propre fond, à l'exception de quelques mots que vous y avez inſerés. Lorſque je dis, Que *le Péritoine eſt une membrane qui enveloppe immédiatement les inteſtins* ; cette définition renferme le genre & la différence : car elle convient à tous les Péritoines en général & à chacun en particulier ; ce qui conſtitue ſon *Genre*. La *Différence* eſt ce qui diſtingue cette partie des autres membranes du corps. Elle eſt propre, & elle ne convient qu'au *Défini* ; car les inteſtins n'ont point d'autre enveloppe que le Péritoine. Elle eſt claire, puiſqu'elle donne une idée ſuffiſante du Péritoine, pour ne le pas confondre avec les autres par-

(*a*) Libelle, pag. 4, lig. 19, juſqu'à 25. incluſivement.

ties.

ties. Si je n'ai pas énoncé toutes les parties du *Défini* en renfermant dans cette définition tous ſes uſages, c'eſt 1°. Que cela n'eſt pas néceſſaire à toute définition ſelon Mrs. de Port-Royal. 2°. Que je ne le devois pas, dans une Note marginale, faite, comme je l'ai déjà dit, dans le ſeul deſſein *de donner* aux perſonnes qui ne ſont point de l'Art, *quelqu'idée* du Péritoine *qui le diſcerne des autres* parties. Ainſi parle l'Auteur que vous avez conſulté. (*a*) Pourquoi donc infirmer ma définition? puiſqu'elle renferme, ſelon la Logique la plus ſuivie, toutes les conditions requiſes en pareil cas; & que d'ailleurs, elle énonce aſſez de proprietés pour que l'on ait une juſte idée du *Défini*.

Mrs. de Port-Royal, en terminant le Chapitre de la Définition, ajoûtent: *Il n'eſt pas néceſſaire de rien dire davantage* ſur la Définition; *parce que cela dépend beaucoup plus de la connoiſſance de la matiere que l'on traite, que des régles de la Logique.* Avec ce précepte, que deviendront

(*a*) L'Art de penſer, Part. II. Ch. XVI.

vos

vos régles de Logique, ſur leſquelles vous inſiſtez avec tant de chaleur? Une connoiſſance éxacte du Péritoine vous auroit été plus utile pour juger ſainement de ma définition.

(a) Vous nous faites au ſujet du Péritoine, une comparaiſon de la France, qui eſt des plus riches & des plus heureuſes; & vous dites : *Si je voulois définir la France, & que je me contentaſſe de dire, que c'eſt un Royaume de l'Europe qui contient les Provinces de Bretagne & de Normandie; on ne manqueroit pas de s'écrier, que ma définition ne vaut rien, & on ſeroit bien fondé; parcequ'outre la Bretagne & la Normandie, la France comprend encore la Champagne, la Bourgogne, &c.* Mais les Anatomiſtes ſont également bien fondés à s'écrier, que vous êtes bien neuf dans l'Anatomie; puiſque vous ignorez que le Péritoine n'enferme pas dans ſon enceinte tous les viſceres du bas-ventre, & que les Reins, la Veſſie & l'*Uterus*, ne ſont pas plus contenus dans le Péritoine, que le ſont, dans le Royaume de France,

(a) Libelle, pag. 5, lig. 5.

la Hollande, la Savoye, la Baviere & la Suiſſe. Si vous aviez lu avec attention ma Lettre du deux Juillet, vous y auriez appris cette vérité; puiſque je dis (a) *Que le Péritoine enveloppe immédiatement les inteſtins & tous les viſceres du bas-ventre, à l'exception de la Veſſie, de l'Uterus, &c.* En voilà aſſez ſur cette comparaiſon auſſi fauſſe que ridicule; j'aurai occaſion ailleurs de relever cette faute groſſiere, de prétendre *Que le Péritoine enveloppe généralement tous les viſceres du bas-ventre*, & qui ſe trouve répanduë dans toutes les pages de votre Libelle.

(b) Vous voilà donc enfin ſorti des Catégories, & métamorphosé tout-à-coup en Anatomiſte. Voyons ſi ce nouveau rolle vous fera briller davantage. *J'ai ſoûtenu*, dites-vous, *& je ſoûtiens encore... que le Péritoine n'enveloppe pas immédiatement les inteſtins.* (c) Je m'en ſuis bien douté, que du premier pas vous tomberiez en contradiction

(a) Pag. 2, lig. 12.
(b) Libelle, pag. 6.
(c) Libelle, pag. 3, lig. 35.

avec

avec la Nature. Vous employez cependant une page & demie, pour prouver votre Propoſition, & voici le précis de vos preuves. 1. Vous dites: (a) *Entre lui* le Péritoine *& les inteſtins on trouve un corps intermédiaire qu'on appelle Epiploon.* 2. (b) *L'*Epiploon *eſt une membrane qui flotte ſur les inteſtins.* 3. (c) *C'eſt une couverture, une enveloppe; parce qu'effectivement elle couvre, elle enveloppe les inteſtins.* 4. (d) *C'eſt une coëffe qui enveloppe les inteſtins.* 5. (e) *Toilette en françois ſignifie une toile qui enveloppe... On a donné ce nom à cette membrane en queſtion, parce qu'elle enveloppe les inteſtins.* 6. (f) *Or tunique en terme d'Anatomie... ſe dit des peaux ou membranes qui enveloppent les vaiſſeaux & diverſes parties du corps. L'Epiploon ſert donc d'enveloppe aux inteſtins.* Cela s'appelle tirer une conſequence en auſſi bon Logicien que bon Anatomiſte. 7. (g) *Tout ce que je viens de dire ſe trouve heureuſement confirmé par tous*

(a) Libelle, pag. 6, lig. 27.
(b) Pag. 6, lig. 34.
(c) Pag. 6, lig. 37.
(d) Pag. 7, lig. 1.
(e) Libelle, pag 7, lig. 5.
(f) Pag. 7, lig. 11.
(g) Pag. 7, lig. 16.

les

les Dictionnaires. 8. (*a*) *C'eſt une membrane graiſſeuſe qui nage ſur les boyaux & qui va même dans leurs ſinuoſités.* 9. (*b*) *L'Epiploon eſt étendu ſur tous les inteſtins... ſouvent il deſcend dans l'aine, & occaſionne des Deſcentes.* Mais ne devriez-vous pas ſçavoir que cet état eſt contre nature? 10. (*c*) *Le Péritoine ne peut donc pas envelopper immédiatement les inteſtins.* 11. (*d*) *L'Epiploon ou coëffe qui eſt ſous le Péritoine, eſt une peau fort délicate qui s'étend ſur les boyaux & dans leurs ſinuoſités.* 12. (*e*) *Le crêpe graiſſeux qui eſt immédiatement ſous le Péritoine ſe nomme Epiploon, il flotte ſur les inteſtins.*

Voilà ſelon vous des preuves complettes, démonſtratives, pleines de conviction, enfin victorieuſes. Il eſt fâcheux, que celles qui vous ſont le plus favorables, n'ayent pas été puiſées dans la Nature; mais dans les Dictionnaires, particulierement dans celui de Boudot que l'on donne aux Ecoliers. Vous devez en faire beau-

(*a*) Libelle, pag. 7, lig. 22.
(*b*) Pag. 7, lig. 24.
(*c*) Pag. 7, lig. 27.
(*d*) Libelle, pag. 7, lig. 30.
(*e*) Pag. 7, lig. 36.

coup de cas; puiſqu'il vous donne gain de cauſe. Il dit au mot *omentum*, c'eſt une *coëffe ou tunique graſſe qui enveloppe les inteſtins :* Auſſi n'oubliez-vous pas de rapporter cette Autorité & de la mettre, par diſtinction, à la tête de toutes les autres (*a*).

Toutes vos preuves ſont ſi remplies de contradictions & de répétitions, qu'elles font connoître ſenſiblement que voüs ne vous entendez pas vous-même. Flotter, nager, étendu, couvrir, envelopper tout cela eſt la même choſe pour vous. Peut-on jamais prendre une juſte idée d'une pareille confuſion? Mais il y a une différence eſſentielle de ſignification dans chacun de ces termes, qui va droit à ma juſtification. Il ſuffit qu'il ſoit faux, que l'Epiploon enveloppe les inteſtins; ainſi ne vous obſtinez pas contre l'évidence.

Au lieu de conſulter le Dictionnaire de Boudot, il eut été plus sûr & plus utile pour vous de recourir à l'Ecole de la Nature : car ce n'eſt point dans les

(*a*) Libelle, pag. 7, lig. 1.

Dictionnaires,

Dictionnaires, tels qu'ils ſoient, que vous apprendrez l'Anatomie. On vous reconnoît-là à merveille, *Opus artificem probat*, pour me ſervir de votre citation (*a*). Chaque page de votre Libelle annonce aux moins intelligens, que vous êtes plus familier avec les Auteurs claſſiques qu'avec les Winſlow & autres grands Anatomiſtes, *Omnia tempus habent*. Pour démontrer la fauſſeté de votre raiſonnement, renfermons dans un ſeul argument tout ce que vous dites de plus ſpécieux en faveur de votre cauſe.

Le Péritoine n'enveloppe pas immédiatement les inteſtins, s'il y a un corps intermédiaire ; or il y a l'Epiploon entre lui & les inteſtins : donc le Péritoine ne les enveloppe pas immédiatement. Voilà, à ce que je crois, vos preuves les plus fortes réünies dans les bornes étroites d'un ſyllogiſme, & préſentées plus avantageuſement pour vous, que vous ne l'avez fait vous-même. Malgré cela je prouve que c'eſt un vrai ſophiſme, capable de ſurpren-

(*a*) Libelle, pag. 3, en marge.

dre les perſonnes qui ne ſont point obligées par état de ſçavoir l'Anatomie. Je vais tâcher de développer ce raiſonnement captieux.

Le Péritoine n'enveloppe pas immédiatement les inteſtins, s'il y a un corps intermédiaire. Je diſtingue : Si ce corps intermédiaire les enveloppe lui-même ; vous avez raiſon : mais ſi loin de les envelopper, il ne fait que flotter & occuper devant eux un petit eſpace, vous avez tort. Or il eſt démontré 1°. Que le Péritoine eſt une eſpece de ſac qui enferme & enveloppe les inteſtins, à peu près comme une boëte de montre renferme ſes reſſorts. 2°. Que l'Epiploon eſt un ſimple rézeau adipeux d'une extrême fineſſe dans l'état naturel, flottant ſur la partie antérieure des inteſtins, qui prend naiſſance, comme je l'ai dit dans ma Lettre du deux Juillet, à la grande courbure de l'eſtomac & du colon : bien loin de paſſer jamais dans l'état naturel la région umbilicale, il eſt ordinairement retiré dans les ſinuoſités des inteſtins, ce que je puis vous confirmer d'après la Nature ; l'ayant obſervé vé dans un grand nombre de Sujets anatomiques. Si l'on mettoit ſur les reſſorts de la montre un morceau de gaze extraordinairement fin, qui n'en couvrît qu'une petite partie, & qui même s'inſinueroit dans les reſſorts, pourroit-on dire raiſonnablement que la boëte n'enferme pas immédiatement ces reſſorts? Si l'on poſe la main ſur la poitrine à nu, dira-t-on que la chemiſe n'enveloppe pas immédiatement le corps? Non ſans doute; & il n'y auroit que des Sophiſtes qui chicaneroient & qui diroient, *Qu'à l'endroit de la gaze & de la main, l'enveloppe n'eſt pas immédiate.* Mais je vous enleve juſqu'à ce ſubterfuge. Quoique ces comparaiſons ſoient ſenſibles, naturelles & perſuaſives; cependant les inteſtins ſont encore enveloppés par le Péritoine d'une façon plus ſtricte. L'Epiploon eſt une portion de la tunique extérieure de l'eſtomac & du colon, il fait corps avec l'un & l'autre, il eſt une véritable appendice ou portion d'eux-mêmes, ils ne ſont enſemble qu'un tout qui *eſt enfermé & enveloppé immédiatement par le Péritoine*, comme

comme je l'ai dit dans ma 2e. Lettre : (*a*) Au lieu que le morceau de gaze ſur les reſſorts de la montre, ou la main ſur la poitrine, ſont des corps qui y ſont étrangers.

Vous ne ſçauriez faire un pas que vous ne tombiez en contradiction avec la Nature & avec vous-même : vous dites (*b*) *Ce n'eſt pas autour des inteſtins qu'il eſt étendu* le Péritoine, *mais autour de tous les viſceres du bas-ventre... Avec ce raiſonnement nous aurions deux enveloppes immédiates, le Péritoine & l'Epiploon ; car nous avons démontré que l'Epiploon eſt étendu ſur les inteſtins.* Que ce raiſonnement eſt inconſequent ! Je viens de vous démontrer 1o. que l'Epiploon flottoit ſur les inteſtins, mais ne les enveloppoit pas. 2o. Que tous les viſceres du bas-ventre n'étoient point enveloppés par le Péritoine ; & je vous prouverai dans peu, que ceux mêmes qui en ſont enveloppés, ne ſont pas véritablement dans le ſac du Péritoine.

Pour vous autoriſer, vous rappor-

(*a*) Pag. 4, lig. 21.

(*b*) Libelle, pag. 9, lig. 38.

tez des exemples d'Epiploons contre nature & monſtrueux, & vous citez (a) Bornet, Mongin, Hoſtius. Voilà qu'elle eſt votre érudition! Des trois Auteurs que vous citez, il n'y a que M. Mongin qui nous ſoit connu pour nous avoir laiſſé une Obſervation imprimée avec figure, ſur un Epiploon monſtrueux d'une femme qui avoit fait une chute; cet Epiploon étoit devenu de la forme & de la conſiſtance d'un gros melon, cartilagineux, & percé de pluſieurs trous dans ſon intérieur, &c. Cet Auteur étoit un des grands Maîtres de l'Ecole de Paris & Médecin du Roi. A l'égard des deux autres, nous n'avons jamais eu en Médecine d'Auteurs de ces noms. Nous connoiſſons à la vérité pluſieurs Bonet fameux Médecins; entr'autres Théophile Bonet, qui a fait d'excellens Ouvrages, ſur tout ſon *Sepulcretum* ou *Anatomia practica*, dans lequel, *par l'ouverture des cadavres, il fait toucher au doigt les cauſes les plus cachées d'une infinité de maladies, & les parties*

(a) Libelle, pag. 11, lig. 26

qui avoient été le siége du mal. * Voilà à quoi sert le Scalpel que vous méprisez si fort, & qui à coup sûr ne vous a jamais fait la moindre égratignure. Si vous aviez autant aimé Hippocrate que Phedre, il vous auroit peut-être donné du goût pour cet instrument anatomique ; car il le connoissoit bien, en voici une preuve. *Ubi verò tubercula mollia esse videbuntur, intùs contrectata, Scalpello pertundito.* (*a*) Or c'est aux Médecins même qu'il donne ce précepte : Donc ils doivent connoître & sçavoir se servir du Scalpel. Nous connoissons aussi Gregorius Horstius auteur Allemand qui nous a donné un volume *in folio* d'excellentes Observations anatomiques. On peut donc hardiment vous défier de produire les Ouvrages des deux autres Médecins que vous citez ; puisqu'ils n'éxistérent jamais que dans votre imagination : cela prouve donc que vous êtes peu versé dans ce qui devroit faire votre capital.

* V. Moreri

(*a*) *Hippo. de Morbis, Libr. 2. Sect. V. apud Fas. pag. 29.*

Je

Je vous avois indiqué dans ma derniere Lettre le Traité des Hernies, & vous y avez eu recours pour vos citations. Quel profit en avez vous tiré ? Loin d'y corriger, comme l'auroit fait un bon & solide Critique, la faute qui s'y trouve * en citant Hostius qui est pour nous un être de raison ; vous en ajoûtez une autre, qui ne se trouve point dans cet excellent Ouvrage, en vous autorisant de Bornet qui n'est pas plus connu. Quand on veut s'ériger en Critique, il faut au moins ne point ignorer les noms de nos Auteurs les plus familiers.

Voici un autre exemple qui pourra peut-être vous convaincre de l'enveloppe immédiate des intestins par le Péritoine. Le Péricarde est une membrane & un véritable sac qui enveloppe le cœur immédiatement : cependant, *outre le corps musculeux qui forme principalement ce qu'on appelle le cœur,* (*a*) il y a sur sa base deux appendi-

* T. I. Préface, pag. xciij.

(*a*) M. Winslow, Expos. Anat. T. IV. pag. 295.

ces,

ces confidérables, nommées oreillettes, & tous les gros vaiſſeaux qui aboutiſſent au ſinus ou antre droit, au ſinus gauche, au ventricule droit, au ventricule gauche; malgré cela, aucun Anatomiſte ne conteſtera jamais que le Péricarde enferme & enveloppe le cœur immédiatement ; parce que ces appendices, &c. qui paroiſſent intermédiaires, appartiennent au cœur. Il en eſt de même de l'Epiploon ; car il eſt auſſi dépendant de l'eſtomac & du colon, que les oreillettes le ſont du cœur. Le cœur eſt placé au milieu du Médiaſtin qui l'enveloppe de toutes parts, excepté vers le Diaphragme : je ne dirai pas pour cela qu'il l'enveloppe immédiatement ; parce qu'il y a ſous le Médiaſtin le Péricarde qui eſt ſon enveloppe immédiate. La Dure-mere enveloppe éxactement le cerveau, cependant je ne dirai pas qu'elle l'enveloppe immédiatement ; parce qu'il y a ſous elle la Pie-mere qui en eſt l'enveloppe immédiate. Si vous pouviez jamais démontrer, que deſſous le Péritoine il y ait une membrane particuliere qui enveloppe les inteſtins,

inteſtins, comme il y en a une ſous le Médiaſtin qui enveloppe le cœur, & une ſous la Dure-mere qui enveloppe le cerveau; alors votre cauſe feroit bonne, & je ſerois le premier à vous rendre juſtice. Une pareille découverte vous mériteroit l'eſtime des Sçavans, que vous n'acquerrez jamais par vos profondes critiques de définition.

Pour ce qui eſt de l'enveloppe particuliere & encore plus immédiate, que les inteſtins reçoivent du Péritoine, elle eſt formée, comme je le dis dans ma ſeconde Lettre, (a) par le prolongement tranſverſal du Meſentére, qui arrivé à la petite courbure des inteſtins, s'écarte pour aller gagner la grande, & en former la tunique extérieure. Voilà tous faits inconteſtables; & quiconque avancera, comme vous, le contraire, ſera démenti par la Nature, toutes les fois qu'elle ſera conſultée. Donc j'ai eu raiſon de dire, Que le Péritoine enveloppoit immédiatement les inteſtins.

Comme vous aimez à vous auto-

(a) Pag. 2, dernier alinéa.

 riſer

riſer des Dictionnaires, ſans doute que ſi vous euſſiez lu dans l'Encyclopédie l'Article de l'*Abdomen*, vous auriez peut-être cru en tirer quelque avantage. Mais outre que cet Article n'eſt pas éxact, je vous ai déjà obſervé que ce n'étoit point dans de telles ſources que l'on puiſoit les vrais principes d'Anatomie. La Nature en ce cas doit être conſultée, & j'oſe dire qu'elle m'a ſervi de guide dans tout ce que j'ai avancé concernant le Péritoine.

La Vérité eſt une & la même par tout. Je me ſuis adreſſé à la Faculté de Paris qui a décidé en ma faveur, par l'organe de M. Hériſſant, dont vous paroiſſez mépriſer le Certificat, de la façon la plus indécente, diſant : *Quel rolle vient jouer le Certificat de M. Heriſſant, &c.* (a) Vous pouſſez même la témérité juſqu'à vouloir rendre ſuſpect le témoignage de cet habile Profeſſeur, qui aſſure, par ſon Certificat du vingt-quatre Juin, avoir été nommé Commiſſaire pour éxaminer ma

(a) Libelle, pag. 12, lig. 27.

Lettre,

Lettre, que j'avois adreſſée directement à M. le Doyen de la Faculté, & non pas à M. Hériſſant, comme vous voudriez le faire entendre ; avançant comme *hors de doute que ſentant ma cauſe mauvaiſe, j'ai exposé la Queſtion infidellement, ou que M. Hériſſant voulant ſervir ſon ami, a éludé la difficulté.* (*a*)

Vous avez eu recours à Mrs. les Médecins de Montpellier. Ils ont donné un Certificat qui eſt contre vous & entiérement conforme à celui de M. Hériſſant, à l'exception de la Définition ; moyen que vous avez imaginé, ſans doute, pour faire briller votre mauvaiſe Logique. Ce Certificat de Montpellier *eſt une piéce victorieuſe*, comme vous le dites. (*b*) Mais ce n'eſt aſſurément pas pour vous ; elle eſt toute en ma faveur : je dois donc vous être très-obligé d'avoir tiré d'un Corps ſi reſpectable & ſi renommé, une piéce qui met le ſceau à ma juſtification.

Voici les deux Certificats que je rapporte, afin de les pouvoir comparer,

(*a*) Libelle, pag. 13, lig. 5.

(*b*) Libelle, pag. 8, lig. 12.

rer, analyser, & ensuite les appliquer à tout ce que j'ai dit sur les usages du Péritoine. Je commence par celui de Montpellier, dont je supprime les quatre premieres lignes qui ont rapport à la Définition & par consequent superfluës; puisqu'il n'en est nullement question, mais seulement de sçavoir, Si le Péritoine enveloppe immédiatement les intestins : & certainement Mrs. de Montpellier n'eussent pas dit un mot sur la Définition, si vous leur aviez exposé fidellement la chicane que vous me faisiez sur le seul terme d'*immédiatement*.

(*a*) Ces Mrs. disent dans leur Certificat : *Cette membrane* le Péritoine, *après avoir tapissé tout l'intérieur du bas-ventre, se plie & se replie pour fournir à tous les visceres contenus dans cette cavité, leur tunique extérieure; ce qui n'est pas plus particulier aux intestins qu'au foie, à la rate, &c. Au surplus le Péritoine forme le Mesentére, les ligamens du foie, & toutes les avances membraneuses, au nombre desquelles on peut compter l'Epiploon quoique graisseux, qui se trouve dans*

(*a*) Libelle, pag. 8.

l'abdomen,

l'abdomen, & par son tissu folliculeux il produit des allongemens extérieurs qui accompagnent, hors la cavité du bas-ventre, les vaisseaux spermatiques, les artéres crurales, les ligamens ronds; par-là l'on voit que le Péritoine n'est pas simplement une membrane qui enveloppe immédiatement les intestins. A Montpellier le vingt Août 1751. *Signés*, PESTRE. *D. M. D.* DAN & TIOCH, *Docteur en Médecine, Démonstrateur d'Anatomie, Médecin de la Miséricorde, Associé à la Societé Royale des Sciences de Montpellier.*

Certificat de M. Hérissant.

Je soussigné Docteur Régent de la Faculté de Médecine de Paris, de l'Académie Royale des Sciences, de la Societé Royale de Londres, & Professeur de Chirurgie Latine; certifie avoir lu, par ordre de ladite Faculté, une Lettre manuscrite intitulée, *Lettre à M. Docteur en Médecine, où l'on examine si le Péritoine enveloppe immédiatement les intestins*; par Monsieur Navier Docteur en Médecine & Correspondant de l'Académie Royale des Sciences de Paris. Dans cette Lettre l'Auteur dit 1°. *Que lorſque le ſac du Péritoine eſt arrivé ſur le corps des vertebres, les deux côtés qui s'y rencontrent, après s'être joints forment un prolongement tranſverſal qui vient gagner le Meſentére; là ils ſe ſéparent de nouveau, & ſe prolongeans l'un d'un côté, l'autre de l'autre, vont ſe réünir ſur la partie convexe des inteſtins & en forment la tunique extérieure.* 2°. *Que le Péritoine, en embraſſant les inteſtins par une duplicature membraneuſe, les enveloppe immédiatement.* 3°. Le même Auteur dit : *Que l'Epiploon eſt un rézeau adipeux qui eſt une dépendance des inteſtins & comme une eſpece de prolongement de la tunique extérieure de l'eſtomac & du colon*, lequel *flotte ſur les inteſtins.* Je n'ai rien trouvé que de vrai dans ces propoſitions, & que de très-conforme à ce que l'on admet aujourd'hui ſur cette matiere ; en foi de quoi j'ai livré le préſent Certificat ; à Paris le 24 Juin 1751. *Signé*, HÉRISSANT.

Suivant le Certificat de M. Hériſſant qui rapporte mes propres termes, j'ai avancé 1°. Que le Péritoine forme un prolongement tranſverſal qui vient gagner, & ſans contredit former en même

même temps, le Meſentére : M[rs.] de Montpellier diſent la même choſe. 2°. Que l'Epiploon eſt une dépendance des inteſtins & une eſpece de prolongement de la tunique extérieure de l'eſtomac & du colon, & par conſequent du Péritoine : c'eſt ce que diſent M[rs.] de Montpellier. 3°. Que le Péritoine, en embraſſant les inteſtins par une duplicature membraneuſe, les enveloppe immédiatement. M[rs.] de Montpellier diſent : *Par-là l'on voit que le Péritoine n'eſt pas ſeulement une membrane qui enveloppe immédiatement les inteſtins*; c'eſt-à-dire, il eſt manifeſte que le Péritoine enveloppe immédiatement les inteſtins, indépendamment de ſes autres uſages. Ce même Certificat de Montpellier confirme pluſieurs autres vérités que j'ai avancées dans ma Lettre du deux Jüillet; (*a*) ſçavoir, *Que le Péritoine envoie des petits prolongemens de ſon tiſſu cellulaire*, c'eſt-à-dire, folliculeux... *aux cordons ſpermatiques, aux ligamens ronds, aux vaiſſeaux cruraux.* M[rs.] de Montpellier

(*a*) Pag. 2, premier alinea.

diſent

difent la même chofe, (a) & dans les mêmes termes que moi. Autres vérités avancées dans ma Lettre du deux Juillet, confirmées par Mrs. de Montpellier; fçavoir, *Que le Péritoine fournit également la tunique extérieure des autres vifceres du bas-ventre, comme du foie, de la rate, &c.* toujours à l'exception de ceux que j'ai rapportés: *c'eft lui qui forme la duplicature membraneufe* nommée ligament fufpenfoire *qui attache le foie au Diaphragme.* Mrs. de Montpellier emploient les mêmes expreffions. (b)

Une conformité auffi précife entre tous les points d'Anatomie rapportés dans ma Lettre du deux Juillet & dans le Certificat de Mrs. les Médecins de Montpellier, a quelque chofe de fi frappant, qu'on feroit tenté de croire que dans cette célébre Faculté, j'ai des amis qui ont fait cette piéce pour ma juftification. Mais non, je n'y en ai point d'autre que la Vérité; comme c'eft-elle qui m'a dicté

(a) Libelle, pag. 8, lig. 13. du Certificat.

(b) Libelle, pag. 8, lig. 6. du Certificat.

ce

ce que j'ai avancé, il n'eſt pas ſurprenant que MM. de Paris & de Montpellier ayent décidé en ma faveur.

Il falloit que vous fuſſiez dans l'enthouſiaſme de quelques traits ſatyriques, ou enfoncé dans la méditation des Catégories, ou des Univerſaux *à parte rei*, pour n'avoir pas fait attention que le Certificat de Montpellier étoit pour moi un coup de partie, qui me faiſoit remporter ſur vous une victoire complette. Il étoit donc néceſſaire de conſulter les deux plus célébres Facultés de l'Univers pour vous convaincre de ce qui eſt connu des moindres Éléves d'Anatomie ; ſçavoir, *Que le Péritoine enveloppe immédiatement les inteſtins.* Peut-être ne vous rendrez vous pas encore ; en ce cas on ne peut mieux faire que de vous envoyer conſulter la Nature, elle vous deſſillera les yeux. Mais afin de vous épargner toute la peine, & le deſagrément de ce travail ; je vais, Mr. vous donner une idée éxacte & préciſe du Péritoine, & effectuer par-là ce que vous dites ironiquement dans votre Libelle, & toujours d'une maniere indécente : *Le*

Sieur

Sieur Navier est indulgent, il aura la bonté de me pardonner; on éxige peu d'un Apprentif. (a)

Pliez une serviette en deux longitudinalement, prenez-en les deux extrémités que vous coudrez ensemble, & les ferez ensuite rentrer dans l'intérieur, jusqu'à ce qu'elles touchent la partie antérieure de la serviette; alors elle formera un sac ouvert par les deux bouts, & partagé en deux au moyen d'une espece de cloison formée par l'adossement des deux extrémités de la serviette: il faudra attacher cette cloison à son origine; afin que les deux côtés adossés ne se séparent pas. Cousez ensuite les deux ouvertures que forme la serviette ainsi pliée; & vous aurez une espece de sac double fermé par les deux bouts, ou comme deux sacs l'un dans l'autre. Le sac interne représente le Péritoine proprement dit; & le sac externe figure son tissu cellulaire. La partie du sac de la serviette qui touche l'extrémité flottante de la cloison, représente la partie an-

(a) Libelle, pag. 5, lig. 32.

rérieure

térieure du Péritoine; & le côté opposé, la partie postérieure posée sur les vertebres. Les deux bouts de la serviette adossés qui font saillie dans le sac en forme de cloison, & qui s'avancent jusqu'à la partie antérieure, représentent le Mesentére formé par l'adossement des deux côtés du Péritoine qui se sont réünis sur les vertebres, & après lequel sont attachés les intestins, qu'il enveloppe immédiatement, de la même façon que le seroit votre doigt, si vous le mettiez à l'extrémité de la cloison entre les deux côtés de la serviette qui la forme. Supposez présentement que l'extrémité de la cloison du sac qui envelopperoit éxactement dans toute sa longueur un corps cylindrique, plié plusieurs fois sur lui-même, comme le sont les intestins, s'en détachât à deux endroits à peu de distance l'un de l'autre, & que ces deux endroits détachés se prolongeassent de quelques pouces, pour se réünir ensuite par leurs extrémités; cela vous donnera une juste idée de l'Epiploon qui est formé, comme je l'ai dit, par le prolongement de la tunique

que extérieur de l'estomac & du colon; de façon que ces prolongemens, en s'unissant par leurs extrémités, forment une bourse ou gibbeciere: mais chaque prolongement tant de la tunique externe du fond de l'estomac, que de la grande courbure du colon, diminuë beaucoup d'épaisseur en s'allongeant, & produit nécessairement une duplicature par l'adossement des deux feuillets, entre lesquels il y a encore le tissu cellulaire du Péritoine dans lequel serpentent les vaisseaux sanguins & adipeux. Le tissu cellulaire du Péritoine, représenté par le sac externe de la serviette, fournit des prolongemens qui vont en s'éloignant toujours de la lame membraneuse, ou Péritoine proprement dit, pour accompagner & envelopper les cordons spermatiques, &c. Mais la lame membraneuse, représentée par le sac interne de la serviette, *a des allongemens bien différens... car ils vont du dehors au dedans, c'est-à-dire, de la convexité du grand sac du Péritoine ils s'avancent dans la cavité même du sac, les uns plus, les autres moins... à peu près comme si un gros ballon étoit enfoncé par différens*

différens endroits de sa convexité du dehors au dedans, & que ces enfoncemens s'avançassent dans la cavité du ballon (*a*). Observez cependant qu'aux endroits où la lame membraneuse a ses enfoncemens dans l'intérieur du sac, elle y est toujours accompagnée du tissu cellulaire; ensorte que *la portion cellulaire du Péritoine, outre ses allongemens externes, en a encore autant d'internes que la portion membraneuse.* (*b*) Voilà les propres termes du grand & profond Winslow ; ainsi le Foie, le Pancréas, la Rate font dans le sac du Péritoine, des enfoncemens du dehors au dedans, & y sont logés comme dans des especes de poches ; de maniere qu'ils ne sont point strictement dans le sac du Péritoine, mais véritablement au dehors ; & s'ils paroissent être dans l'intérieur du sac, de même que les intestins, ce n'est que *primo aspectu*, comme je l'ai dit dans ma deuxiéme Lettre (*c*) : & parce que les intestins particulierement font

(*a*) M. Winslow, Expos. Anatom. T. IV. pag. 36. premiere Partie.

(*b*) M. Winsl. ibid. pag. 17.

(*c*) Pag. 2, lig. derniere.

une

une ſaillie conſidérable dans le ſac, & le rempliſſent ſi éxactement, qu'il n'y a, en tous ſens, dans l'état naturel, aucun intervalle entre eux & le Péritoine ; peut-on jamais une enveloppe plus immédiate ?

Il y a mille autres circonſtances qui dépendent de ces recherches anatomiques, mais que je ne crois pas devoir encore vous détailler. La comparaiſon de la ſerviette pliée, comme je viens de vous l'expoſer, bien entenduë, doit vous ſuffire pour que le Péritoine vous ſoit connu beaucoup mieux que je ne le ſuis de vous.

(*a*) Vous revenez toujours à la Définition ; vous ne ſçauriez quitter cet attrait que vous avez pour le Scholaſtique, *Trahit ſua quemque voluptas.* Mais falloit-il, pour vous autoriſer, rapporter infidellement un Texte de ma deuxiéme Lettre ? (*b*) Vous m'y faites dire (*c*) Que le Péritoine enveloppe les inteſtins & *tous les viſceres du bas-ventre* ſans aucune reſtriction ; ce-

(*a*) Libelle, pag. 9.
(*b*) Pag. 2. lig. 12.
(*c*) Libelle, pag. 9, lig. 12.

pendant

pendant j'y en ai mis une, en ajoûtant, *A l'exception de ceux qui sont dans le Bassin, comme la Vessie, l'Uterus* : j'ai même eu soin d'y joindre un *&c.* pour signifier qu'il y en avoit encore d'autres. Vous ne vous contentez pas de cette infidélité; vous y en ajoûtez tout de suite une autre, en me faisant commettre la même faute dans ma deuxiéme Lettre, page 2. ligne 19. & 27. pag. 3. lig. 8. Lorsque je dis, page 2. lig. 19. *Que le Péritoine enveloppe les intestins & tous les autres visceres du bas-ventre*, étoit-il besoin que je répétasse la restriction qui est sept lignes plus haut, où je dis, *A l'exception de ceux qui sont dans le Bassin, &c* ? Mais dans les autres endroits, pag. 2. lig. 27. & pag. 3. lig. 8. comme étant plus éloignés, j'ai mis: *Le Péritoine enveloppe les intestins & autres visceres du bas-ventre*, & non pas tous, comme vous l'avancez (*a*). Vous faites tomber dans la même faute le célébre & sçavant Commentateur de l'Anatomie d'Heister, (*b*) pag. 101, à l'Article

(*a*) Libelle, pag. 9, lig. 12.

(*b*) Mr. Senac, qui loin de penser que le Pédu Péritoine, y ajoûtant un *&c.* (*a*) qui n'y est point. Voilà assurément des infidélités bien marquées. Ce n'est pas une faute, selon vous, de dire que le Péritoine enveloppe généralement tous les visceres du bas-ventre : vous êtes si bien instruit, & si pénétré de ce prétendu fait anatomique, que vous le répetez neuf fois dans votre Libelle ; (*b*) & pour lui donner plus de force, vous avez soin de nous rapporter pour comparaison l'exemple de la France, dont j'ai démontré le faux. Mais voici encore une de vos comparaisons qui fait voir sensiblement l'étenduë de vos connoissances dans l'Anatomie.

Le Péritoine, dites-vous, (*c*) *peut envelopper immédiatement tous les visceres du bas-ventre pris tous ensemble*, collectivè ; *mais il ne les enveloppe pas immédiatement*,

---

ritoine enveloppe tous les visceres du bas ventre, dit, *Qu'il glisse anterieurement sur les Reins, &c.*

(*a*) Libelle, pag. 6, lig. 13.

(*b*) Pag. 4, lig. 37. & 38.

Pag. 5, lig. 28.

Pag. 6, lig. 5.

Pag. 9, lig. 12. & derniere.

Pag. 10, lig. 1. & antépénultiéme.

Pag. 12, lig. 15.

(*c*) Libelle, p. 12, l. 15.

pris

pris tous séparément & en particulier, distributivè. *Ainsi on ne dira jamais que le Péritoine est une membrane qui enveloppe immédiatement le Pancréas, &c.... Un exemple prouvera mieux que le raisonnement. Si dans ma bourse j'avois vingt écus, & un Louis d'or mis dans du papier & posé entre les écus, on diroit bien que ma bourse enveloppe immédiatement tout mon argent; cependant on n'en pourroit pas conclure, qu'elle enveloppe immédiatement mon Louis d'or.* Tout cela prouve de plus en plus combien vous êtes peu versé dans l'Anatomie: car ce que vous avancez est précisément tout le contraire de ce qui est démontré; sçavoir, que si le Péritoine renferme *collectivè* la plus grande partie des visceres du bas-ventre, ce n'est qu'en apparence ou *primo aspectu*, comme je l'ai prouvé; au lieu qu'il les enferme ou enveloppe véritablement chacun séparément ou *distributivè*. Si vous aviez compris le Certificat de M^rs. de Montpellier, il vous auroit appris que le Péritoine enveloppe les visceres du bas-ventre *distributivè*; puisqu'il dit que le Péritoine *se plie & se replie pour fournir à tous les*

 visceres

viſceres... leur tunique extérieure : (*a*) Donc il les enveloppe immédiatement *collectivè* & *diſtributivè*. Si votre bourſe venoit à ſe plier & ſe replier comme fait le Péritoine, elle envelopperoit de même chacun de vos écus & votre Louis d'or; mais n'étant pas auſſi complaiſante que le Péritoine, pour s'étendre & prêter ſuffiſamment, elle ne pourroit plus alors contenir la même ſomme, & le ſurplus ſeroit forcé de s'échapper ; enſorte qu'il pourroit bien ſortir de votre bourſe une partie des écus, peut-être même le Louis d'or; ce qui ne ſeroit point amuſant pour vous. Souffrez que je vous renvoie au ſac figuré par la ſerviette, vous verrez comment le Péritoine enveloppe les viſceres du bas-ventre *collectivè* & *diſtributivè*.

Mal-à-propos objectez-vous, (*b*) Mr. que les tuniques extérieures, les duplicatures, &c. formées par le Péritoine, ne ſe nomment plus Péritoine : à la vérité il change de nom à certains

(*a*) Libelle, pag. 8, lig. 5. du Certificat.

(*b*) Libelle, pag. 10, lig. 18.

endroits,

endroits; mais c'est toujours la même tunique, elle n'a point changé de nature, c'est la même continuité, la même poche, le même sac différemment figuré. Prenez une aune de drap que vous nommerez A. A l'un des bouts que vous nommerez B, vous y envelopperez un livre, & à l'autre bout que vous nommerez C, vous y envelopperez votre chapeau ; pourriez-vous dire que les enveloppes du livre & du chapeau ne sont pas la même chose que le drap nommé A; parce qu'elles ont des configurations différentes, & qu'il vous a plu de nommer l'une B, & l'autre C; & que B, & C, ne sont pas A. Ce sont-là des sophismes dont les personnes éclairées ne feront point la dupe.

Vous rapportez encore la Pleure pour exemple, & vous dites : *Quoique le Médiastin soit, suivant les Anatomistes, une production ou prolongement de la Pleure*; il auroit été plus correct de dire des deux Pleures, & non pas de la Pleure, *quelqu'un s'est-il jamais avisé de dire que la Pleure est une membrane qui partage longitudinalement la poitrine en deux parties & qui sépare séparе les poumons l'un de l'autre.* (*a*) Voyons si nous ne trouverions pas dans l'illustre Winslow ce que vous prétendez n'avoir été avancé par aucun Anatomiste; sçavoir, *Que la Pleure est une membrane qui partage la poitrine, &c.* Ecoutez cet Oracle de l'Anatomie : *Chaque côté de la poitrine a sa Pleure particuliere. Ces deux Pleures sont entiérement distinctes, & sont comme deux grosses vessies qu'on auroit mises ensemble l'une à côté de l'autre dans la cavité de la poitrine; ensorte que par leur adossement entre le Sternum & les Vertebres, il se fît une duplicature en forme de cloison*, qui sans doute partage la poitrine en deux.... *On donne à cette duplicature des deux Pleures... le nom de Médiastin* (*b*). Quoi! parce qu'on a donné à cet adossement ou duplicature des deux Pleures le nom de Médiastin, il sera faux qu'il soit lui-même Pleure ou portion considérable de ces deux sacs ou vessies. Quel paradoxe! Toutes vos allégations sont un tissu de sophismes & de fausses compa-

(*a*) Libelle, pag. 10, lig. 25.

(*b*) Exposition Anatom. T. IV. pag. 288.

raisons;

raisons ; en voici encore une qui est de la même trempe. Pour prouver que les enveloppes ou prolongemens du Péritoine ou de la Pleure ne sont pas pour cela Péritoine ou Pleure, vous dites : *Les racines sont une production de la semence, le tronc des racines, les branches du tronc, & les feuilles des branches ; cependant il seroit absurde d'avancer que la semence & les feuilles sont la même chose* (a). Si vous pouviez démontrer que les plis & les replis du Péritoine, ainsi que de la Pleure, différent autant des tuniques qui les forment, que les feuilles des branches, les branches du tronc, le tronc des racines, & les racines de la semence ; on s'empresseroit alors à cueillir des fleurs pour vous couronner ; peut-être même vous érigeroit-on une statuë. Enfin vous dites : (b) *Ne pourroit-on pas encore révoquer en doute l'éxistence réelle de ces productions du Péritoine & de la Pleure, imaginées par les Anatomistes ? Pourquoi & comment le Péritoine seroit-il formé avant le Mesentére,*

(a) Libelle, pag. 13, lig. 16.

(b) Libelle, pag. 13, lig. 23.

tére, la Pleure avant le Médiastin? Car il faut éxister avant de produire, &c. Sur quoi est fondé ce que vous avancez-là, tout au plus sur des idées chimériques qui font connoître de plus en plus que vous avez eu rarement commerce avec les Anatomistes. Toutes les parties du corps sont formées en même-temps, & la génération en leur donnant la vie, ne fait que les développer; * voilà le sentiment des grands Anatomistes & des plus célébres Naturalistes, tant sur le genre animal que sur le végétal. Si vous voulez que nous l'abandonnions; travaillez à nous éclaircir ce mystére si caché de la Nature, vous en tirerez plus de gloire, que de faire la guerre à des mots; ce qui est proprement la fonction d'un Grammairien.

Les préceptes d'Anatomie, que vous avez puisés dans le Dictionnaire de Boudot, vous sont tellement présens, que vous en faites usage par tout. Vous tenez de cet Auteur que l'Epi-

* Il seroit superflu d'exposer ici les motifs qui ont engagé les Anatomistes à caractériser les différentes parties du corps, sous des noms particuliers

ploon

ploon enveloppe les inteſtins, & vous eſſayez encore de nous le perſuader par une nouvelle comparaiſon : *Parce que*, dites-vous, *ma bourſe ne pourra pas contenir cent écus*, ſeroit-il *abſurde de dire qu'un ſac les puiſſe contenir ?* (a) voulant faire entendre par-là, que ſi les petits Epiploons, dont j'ai parlé dans ma deuxiéme Lettre, ne peuvent envelopper les inteſtins, il ſeroit abſurde d'en conclure que le grand ne les enveloppe pas. J'ai, ce me ſemble, ſuffiſamment réfuté tous vos faux principes ſur cette matiere, pour m'y arrêter davantage.

Voici dans la même page à la fin, un endroit qui eſt digne d'attention. Vous vous y emportez ſans aucune réſerve, & vous y devenez violent. Selon vous, l'indignation du Lecteur ne ſera point aſſez grande, pour punir un forfait auſſi noir, & une impoſture auſſi grande que celle que renferme ma Lettre du deux Juillet, où je dis : (b) *S'il reſte encore quelque doute à mon Cen-*

(a) Libelle, pag. 11. lig. 21.

(b) Pag. 4, lig. 23.

ſeur, qu'il conſulte le Lexicon Blancardi, il y apprendra que le Péritoine eſt deſtiné à envelopper les inteſtins. Vous rapportez le Texte Latin qui eſt à la Note *b* de ma Lettre. *Peritoneum eſt membrana quæ totum abdomen interiùs ejuſque viſcera exteriùs circumveſtit.* Vous ajoûtez : *Où donc Blanchard parle-t-il des inteſtins? Où dit-il que le Péritoine eſt deſtiné à les envelopper?* Viſcera *ne ſignifie point les boyaux, il ſignifie les viſceres; & voici comme il falloit traduire ce paſſage de Blanchard. Le Péritoine eſt une membrane qui revêt intérieurement tout le bas-ventre, & qui enveloppe ou enferme intérieurement les viſceres de cette partie. Eſt-ce ignorance de la part du Souſcripteur? Eſt-ce infidélité de la part de l'Anonyme? Eſt-ce témérité de la part de l'un & de l'autre? Quoiqu'il en ſoit, ils méritent tous deux l'indignation du Lecteur qu'ils ont voulu tromper.*

Quand on eſt dominé par la paſſion, il n'y a point de faute qu'on ne commette. Vous avez été votre juge vous-même, *Ex ore tuo te judico.* Seriez-vous donc bien perſuadé que *viſcera* ne ſignifie point les boyaux dans ce Texte de Blancard, ou qu'ils ne ſont point

point compris sous le nom de *viscera*? Penseriez-vous véritablement que des organes destinés à préparer cette liqueur laiteuse si essentielle à la vie, ne méritent pas le titre de *viscera*? Estes-vous capable de faire une pareille bévuë ? Qui l'auroit jamais cru ? Mais ! ne me tromperois-je pas moi-même ? Voyons les Autorités, & consultons d'abord Blancard, pour sçavoir de lui-même ce qu'il a entendu par *viscera. Sunt organa, in cavitatibus majoribus contenta, quæ elaborant aliquem humorem in usum publicum & toti corpori inservientem; sic ventriculus & intestina elaborant cibos nutrituros universum corpus, &c. Gallicè*, Entrailles. *Viscera* signifie donc dans Blancard même, les boyaux aussi bien que d'autres parties contenuës dans le bas-ventre, &c. autrement la définition que cet Auteur donne du Péritoine ne vaudroit rien selon vous. Que vous êtes opposé à vous-même ! Vous m'accusez avec tant de fiel d'avoir voulu en imposer, en expliquant favorablement pour moi, ce que Blancard dit du Péritoine, & voilà ce même Auteur qui me justifie pleinement & qui prononce votre condamnation. Quelle faute ! Quelle méprise ! Que ne consultiez-vous au moins, avant de prononcer un jugement si rigoureux contre moi ; puisque ce même jugement devient aujourd'hui le vôtre. Le Dictionnaire de Médecine au mot *viscera* vous auroit appris qu'il signifie les entrailles. Voyons les Dictionnaires classiques. 1°. Boudot, que vous avez eu grand soin de consulter pour l'Epiploon, ne vous auroit pas laissé ignorer au mot *viscera*, qu'il signifie entrailles ; & au mot *intestinum*, vous auriez trouvé, boyau. 2°. Le Dictionnaire Royal françois au mot entrailles, dit *intestina* ; ôter les entrailles à quelqu'un, *aliquem eviscerare*, *alicui intestina eximere* ; & le mot boyau, il le rend par *intestinum* : *viscera* signifie donc ici les boyaux, &c. Voyons présentement l'explication que vous donnez du Texte de Blancard sur le Péritoine. *Peritoneum est membrana quæ totum abdomen interiùs ejusque viscera exteriùs circumvestit.* Voici votre Traduction qui prouve d'une façon convaincante, que vous n'êtes pas entré dans les vuës de

cet

cet Auteur. *Le Péritoine eſt une membrane qui revêt intérieurement tout le bas-ventre, & qui enveloppe ou enferme intérieurement les viſceres de cette partie.* Lorſqu'on a pâli ſur les Rudimens, peut-on rendre auſſi mal le Latin, & s'éloigner ſi fort du ſens d'un Auteur ? Quoi ! *ejuſque viſcera exteriùs circumveſtit*, vous le rendez ainſi, *Qui enveloppe ou enferme intérieurement les viſceres de cette partie.* Il n'y a pas d'Ecolier qui ne traduiſe mieux que vous, ce Texte Latin; & qui ne diſe : Le Péritoine *revêt extérieurement les viſceres de cette partie*; car *exteriùs* ne s'eſt jamais rendu en françois par intérieurement. C'eſt-là le vrai ſens de l'Auteur, qui ſçavoit parfaitement que le Péritoine, non-ſeulement revêt intérieurement tout le bas-ventre, mais auſſi qu'il recouvre extérieurement & particulierement chacun des viſceres de cette partie; à l'exception, comme je l'ai déjà dit, des Reins, de la Veſſie, &c. Selon votre ſecond membre de la définition de Blancard, *Que le Péritoine enveloppe & enferme intérieurement les viſceres du bas-ventre*, ce ne ſeroit qu'une répétition du 1[er.] membre qui dit : *Le Péritoine eſt une membrane qui revêt intérieurement tout le bas-ventre.* Il ne le peut pas revêtir intérieurement, qu'il ne renferme intérieurement les viſceres qui y ſont contenus, & qu'il ne les enveloppe : mais Blancard par le ſecond membre de ſa définition, *ejuſque viſcera exteriùs circumveſtit*, a voulu déſigner l'enveloppe particuliere que le Péritoine donne à chaque viſcere, en les embraſſant, & formant ainſi leur tunique extérieure ; ce que *circumveſtit* exprime ſi bien.

(*a*) Vous parlez d'une Lettre particuliere & manuſcrite adreſsée à Madame de **. Je ne releverai rien à cet égard, ſinon que le Texte en lettres italiques que vous rapportez comme de moi, eſt une infidélité des plus criantes. Il y a tout au plus dans ce Texte quelques mots qui étoient dans ma Lettre, le reſte eſt votre ouvrage ; je ſuis en état de le juſtifier. Mais rien ne vous coûte, lorſqu'il eſt queſtion de donner des nuances de noir à

(*a*) Libelle, pag. 14, lig. 5.

ma

ma réputation. Vous faites entendre (*a*) que j'ai rendu cette Lettre publique par l'impression, cherchant à insinuer (*b*) qu'elle attaque quelqu'un personnellement ; vous n'ignorez cependant pas qu'elle ne fut jamais imprimée, & que mon seul but étoit de représenter par cette Lettre respectueuse, que lorsqu'un Médecin ordinaire suivoit un Malade, il n'étoit point d'usage qu'un autre Médecin y allât, qu'il ne fût mandé par la famille, & que cela devoit toujours se faire de concert & avec l'agrément du Médecin ordinaire ; le tout pour le bien du Malade. Il est aisé de sentir le motif qui vous a soulevé contre cette Lettre. C'est qu'il vous est arrivé plus d'une fois de vous trouver chez des Malades sans que leur famille le souhaite ; (*c*) ayant cependant soin de vous annoncer de la part de quelqu'un qui s'interesse au Malade, afin de calmer la surprise où l'on est de vous

(*a*) Libelle, pag. 1, lig. 12.

(*b*) Libelle, pag. 1. & 14.

(*c*) Nous en avons des preuves bien complettes.

voir. Mais cette voie est absolument illicite; c'est le vrai moyen d'effrayer le Malade, de répandre l'inquiétude & l'alarme dans la famille, enfin de rompre presque toujours la bonne intelligence qui est si essentielle entre les Consultans. Tout *l'orgueil & la vanité* dont vous supposez (*a*) cette Lettre remplie, consistent cependant à représenter, comme je le devois, & comme vous auriez dû le faire, que je méritois bien la confiance que l'on avoit donnée à des Empyriques ignorans.

Mais vous ne me parlez point d'une Lettre que je vous écrivis à cette occasion, où je vous représentois que le blanc de Baleine, que vous aviez ordonné à une de mes Malades, ne convenoit point, attendu qu'il y avoit beaucoup d'obstructions & de duretés squirrheuses, ainsi que l'ouverture l'a confirmé; or il est constant qu'en pareil cas le blanc de Baleine n'est point indiqué. Car 1°. le blanc de Baleine pouvant à peine être mis en fonte,

(*a*) Libelle, pag. 14, lig. 4.

par

par la chaleur naturelle, élude l'action résorbante des veines lactées. Je vous observai que cela n'étoit point étonnant, puisque l'huile d'amandes douces, malgré sa grande ductilité, ne pénétroit pas toujours les voies lactées, & qu'alors elle se condensoit dans les entrailles, & y prenoit la consistance de suif ou de cire verte que les Malades rendoient par morceaux, au grand étonnement de ceux qui n'en connoissent pas l'origine. Je vous ai même dit à ce sujet, que je m'étois assuré par une expérience bien simple, que ces concrétions cébacées étoient de l'huile d'amandes douces coagulée par des sucs acides qui se rencontrent dans les entrailles. Pour cet effet j'avois mis de ces morceaux bien lavés, dans une eau legérement alkaline; après avoir été quinze jours au soleil, il s'y étoit faite une décomposition selon la loi des rapports. (*a*) L'acide avoit abandonné le corps gras pour se

(*a*) Voyez les Mémoires de l'Académie Royale des Sciences; la Matiere Médicale de M. Geoffroy, &c.

joindre

joindre à l'eau alkaline, & l'huile étoit restée sur l'eau, claire, limpide & très-fluide. Voilà à quoi sert l'étude de la Chymie raisonnée, pour laquelle vous avez un souverain mépris : cette science est cependant la base de la Physique expérimentale, & même connuë aujourd'hui, sous ce nom, par tous les Sçavans. C'est elle qui nous conduit à la découverte des phénoménes de la Nature, tel que celui que je rapporte, qui paroîtra une minutie aux yeux de ceux qui méprisent tout ce qu'ils ignorent; mais qu'il est de la derniere importance de bien connoître pour la sûreté des Malades ; car si malheureusement l'on vient a prendre ces morceaux verts pour une bile recuite & résineuse, à combien de *qui-pro-quo* les pauvres Malades ne seront-ils pas exposés ? 2°. Je vous observois aussi dans cette Lettre, que le blanc de Baleine ne pouvoit convenir à ma Malade ; parce qu'étant une substance grasse, il n'a jamais, lorsqu'il est doux, d'action sur les liqueurs épaissies & durcies, qu'en le mettant sous une forme savonneuse. A cette occasion

occasion je vous détaillai, 1°. Les différentes manieres de le rendre miscible avec les aqueux. 2°. Je vous définis la nature des savons, qui sont les fondans & les desoppilatifs par excellence. 3°. Enfin je vous observai la différence que l'on devoit faire des savons fixes & des volatils, & combien cela devenoit interessant dans la Pratique de la Médecine; à tout cela nulle réponse de votre part. Vous vous contentates de dire que ma Lettre étoit un galimathias où vous n'entendiez rien. Si ces connoissances familieres aux Scavans Naturalistes vous sont étrangeres, vous êtes à plaindre, *Ignoti nulla cupido.*

Il falloit du Scholastique pour faire marcher votre plume, & sur tout quelque chose qui eût rapport aux Catégories; aussi vous êtes-vous escrimé en Maître sur cette matiere : car vous avez sçu copier dans le Dictionnaire de Furetiere & dans la Logique de Port-Royal une partie des régles de la Définition de chose. Mais pourroit-on, Mr. sans donner atteinte à ce que l'on vous doit, vous représenter que l'étude de l'Anatomie

& de la Chymie convient mieux à un Médecin que celle des Catégories; puiſque, ſelon Mrs. de Port-Royal, celle-ci *eſt dangereuſe, en ce qu'elle accoûtume les hommes à ſe payer de mots, & à s'imaginer qu'ils ſçavent toutes choſes; lorſqu'ils n'en connoiſſent que des noms arbitraires*? Art de penſer, Part. 1re. Chap. III.

(*a*) Vous avez, dites-vous, *attaqué autrefois mon ſyſtême ſur la Maladie des Beſtiaux*, ſans que j'y aye répondu. Mais *ce même ſyſtême* que j'avois demontré publiquement ſur des piéces de comparaiſon tirées des Animaux, a été envoyé à Mrs. de l'Académie Royale des Sciences, avec les piéces que j'avois préparées pour ſervir à ma Démonſtration anatomique: ces Mrs. l'ont jugé aſſez utile pour le rendre public par la voie des Ouvrages périodiques. Que n'y envoyiez-vous auſſi votre Diſcours, on y auroit au moins admiré votre goût décidé pour les Définitions; car la plus grande partie y étoit déjà employée à combattre

(*a*) Libelle, pag. 14, lig. 15.

la

la mauvaiſe Définition que, ſelon vous, j'avois donnée de cette Maladie des Beſtiaux; & le reſte, en ſimples répétitions de ce que j'avois dit ſur cette matiere quelques jours auparavant.

Quelque temps après, dites-vous, même page, *j'ai demontré dans un Ecrit imprimé qu'il s'étoit groſſierement trompé ſur la Maladie Noire.... Il a paru inſenſible à tous ces coups, il n'a rien dit ni fait pour ſe juſtifier, il a gardé un profond ſilence.* Je n'ai jamais été inſenſible à vos mauvais procédés, & je les ai ſentis vivement; peut-être qu'en cela vos vuës ont été remplies. Si je n'ai pas répondu à votre Écrit, ce n'eſt pas qu'il n'y ait eu bien matiere; mais le vrai motif qui m'en empêcha, fut un deſir ſincére de vivre en paix. J'eſperois que mon ſilence & ma modération vous deſarmeroient. Je me ſuis trompé, cette conduite n'a fait que vous animer d'avantage. Il faut donc, pour ſatisfaire à ce que je dois au Public & à moi-même, expoſer au grand jour ce que j'avois enſeveli dans l'oubli par ménagement pour vous. Mais afin de ne point interrompre le fil de ma Replique,

Replique, je la terminerai par mes Obſervations ſur votre prétenduë Maladie Noire.

(*a*) Vous faites un grand éloge de l'Anatomie Philoſophique que vous vous flattez de ſçavoir mieux que l'Anatomie purement Méchanique. Quelle eſt-elle donc cette Anatomie Philoſophique ? Vous nous donnez des preuves convaincantes que vous ne poſsédez pas plus l'une que l'autre, ſi ce n'eſt celle qui vous auroit appris, Qu'une goutte de ſang tombant dans le cœur s'y enflamme comme une goutte d'huile dans un foyer ; Que la Glande Pinéale eſt le ſiége de l'ame ; Que le Chyle va droit au Foie, pour y être métamorphosé en ſang ; Que les Boyaux ne ſont point des viſceres ; Enfin que le Péritoine n'enveloppe pas immédiatement les inteſtins. Cette Anatomie Philoſophique a eu pour vous le même attrait que les Matérialités, Virtualités, & autres Termes Scholaſtiques. Mais ne vous allarmez point, je ne veux pas vous ravir ces

(*a*) Libelle, pag. 15, lig. 9.

ſublimes

ſublimes connoiſſances, qui ſont regardées aujourd'hui par toute perſonne inſtruite, comme les haillons de l'Ecole ; je vous les abandonne : mais pour l'Anatomie vraiment Médecinale, celle qui a fait le partage des Ruiſch, des Malpighy, des Duvernay, des Winſlow, des Vieuſſens, des Ferrein & de tant d'autres grands Médecins, je la revendique. C'eſt par le moyen de cette Anatomie & par le ſecours du Scalpel, que l'immortel Harvei a découvert, vérifié & démontré la circulation du ſang ; que l'on s'eſt aſſuré des fonctions du Foie, que ſon uſage étoit de filtrer un ſuc ſavonneux amer, & non de former le ſang, comme l'ont cru les Anciens ; que les Boyaux étoient des viſceres par excellence, ce qu'il appartient à vous ſeul de nier, garnis de toutes parts de vaiſſeaux laiteux d'une ſtructure ſinguliere qui charient le Chyle dans les Glandes primitives du Meſentére, delà dans les ſecondaires, pour être enſuite déposé dans le réſervoir de Péquet, découvert par le célébre Médecin de ce nom. C'eſt cette Anatomie

mie que le Médecin ne peut ignorer, elle doit faire la base de sa Pratique, & lui servir comme de guide & de boussole au milieu des symptomes obscurs d'une infinité de maladies. Comment en effet pourroit-il, sans son secours, en démêler les caractéres distinctifs, à travers cette foule de combinaisons dont elles sont ordinairement compliquées ? Il est d'ailleurs physiquement impossible de pouvoir connoître quelle fonction est lésée dans l'œconomie animale, & jusqu'à quel point, telle ou telle partie du corps est dérangée ou malade ; si l'on ne suppose une connoissance claire & distincte de ces mêmes parties dans leur état le plus sain & leur intégrité. *Qui actionum vitalium, naturalium, atque animalium exercendarum requisita ignorat, ideòque vitæ causas nescit & sanitatis ; ille defectum illarum, id est, morbos, cognoscere non poterit : sanatio porrò est morbi in sanitatem mutatio : ponit ergo & hæc eadem cognita.* (a)

Le moyen le plus assuré de bien

(a) Boerhaave, Aphor. 3. & 4.

constater

:onſtater une maladie, & de ne point ;aire d'écarts dans ſon traitement, eſt l'avoir toujours préſent l'ordre, l'ar:angement & les fonctions de toutes les parties organiques du corps humain; & on ne peut abſolument, ſans ces connoiſſances, éxercer méthodiquement la Médecine. *Ut juſta ſit remedii quantitas, reſpiciendum eſt ad morbi magnitudinem... illam aſſequi non poſſumus, niſi conſtet quantus ſit factus receſſus à naturali ſtatu.* (*a*)

Je ne prétens pas borner à ces connoiſſances ſeules tout le ſçavoir d'un grand Médecin Praticien ; les raiſonnemens n'aboutiroient à rien, pour le ſoulagement des Malades, s'ils n'étoient ſoûtenus & ſecondés des ſecours de la Matiere Médicale, qui renferme les différentes claſſes des remédes tant ſimples que composés propres à remplir les indications qui ſe rencontrent dans les maladies, afin de parvenir à leur guériſon.

Quoique la Médecine, ſe trouvant ſurchargée, ait partagé ſes différentes

(*a*) Tenckque, *Inſtrum. Curation. Morbor.* pag. 8.

 fonctions

fonctions qui étoient autrefois éxercées par un seul, & que la Chirurgie & la Pharmacie semblent être deux Professions détachées de l'État du Médecin ; il est néanmoins vrai qu'il les doit posséder : toutes les Facultés de l'Univers ont senti combien il étoit nécessaire, que le Médecin n'ignorât rien de ces Parties Ministres de la Médecine, & ont établi à cet effet des Professeurs particuliers pour les enseigner à leurs Éléves.

Le Médecin doit de plus être Physicien & grand Physicien ; mais sa Physique doit être fondée sur des connoissances réfléchies, tirées immédiatement des expériences, & des analyses des corps des minéraux, des végétaux, & particulierement des animaux dont l'Anatomie est la voie d'analyse la plus sûre. Sa science ne doit donc prendre pour guide dans la Pratique ni les systêmes, ni les hypothéses arbitraires, dont le pompeux étalage est plus propre à amuser les esprits, qu'à guérir les corps. (*a*)

(*a*) C'est ainsi que parle un excellent Auteur moderne.

Deux faits de Pratique qui ſe rencontrent ſouvent dans l'éxercice de la Médecine, vont être la preuve de ce que j'avance ; ſçavoir, Qu'on ne peut l'éxercer d'une maniere utile ſans les connoiſſances anatomiques, dont je viens de faire ſentir l'importance. Par-là l'on ne s'éloigne jamais des vuës de la Nature que nous devons toujours ſuivre & reſpecter ; car c'eſt elle proprement qui guérit les maladies, & le Médecin n'eſt que ſon Miniſtre, *Natura enim morborum medicatrix, Medicus verò Naturæ Miniſter.*

Deux perſonnes ſe trouvent attaquées d'engorgement à la tête ; l'une y éprouve de grandes douleurs accompagnées d'une fiévre violente ; l'autre au contraire n'y reſſent aucun mal, & n'a qu'une fiévre très-legére. Celui qui ne poſséde pas les principes & la ſtructure de cet organe, regarde la premiere maladie comme très-grave & très dangereuſe, & néglige la ſeconde : il ne tarde pas à la vérité à ſe repentir de ſa mépriſe, mais trop tard ; les momens précieux ſont échappés. Quelques réfléxions anatomiques

 vont

vont faire ſentir la raiſon de cette funeſte mépriſe.

Dans le premier cas, ce ſont uniquement les enveloppes du crâne, ou tout au plus du cerveau, qui ſont engorgées, & qui en raiſon de leur élaſticité font éprouver de grandes douleurs : car une Loi conſtante en Médecine comme en Méchanique, eſt que plus une partie eſt élaſtique, plus elle eſt ſuſceptible de vibrations. Or ce ſont ces vibrations, plus ou moins augmentées, qui donnent les divers degrés de douleur. Mais plus une partie eſt élaſtique, moins il y a lieu de craindre qu'elle perde ſon reſſort & ſa vie, elle céde au contraire facilement aux remédes appropriés ; car il eſt plus aisé de diminuer le reſſort d'un corps trop élaſtique, que de lui rendre, quand il l'a perdu. Donc ce premier cas de maladie n'allarmera nullement un Médecin éclairé, pendant que tous les Aſſiſtans en feront effrayés.

Le deuxiéme cas eſt bien différent : l'engorgement eſt dans la ſubſtance corticale & médullaire du cerveau qui

n'a

n'a aucune consistance. On connoît sa cervelle, & l'on sçait combien elle est destituée de ressort & d'élasticité ; elle ne peut donc être susceptible d'aucune vibration, mais tout au plus d'ondulations lentes & amorties : par conséquent point de douleur. Incapable par cette mollesse de résister à l'abord des liqueurs qui y affluent sans cesse & d'une maniere desordonnée, il s'y fait un engorgement d'autant plus funeste, que le liquide animal, ou les esprits animaux qui doivent se distribuer dans les nerfs pour porter la vie dans toute l'habitude du corps, sont comme suffoqués dès leurs principes, par la compression & l'étranglement des tuyaux qui doivent y déposer cette liqueur vivifiante. Voilà le cas où les personnes peu instruites porteront un pronostic avantageux, & ne s'inquiéteront de rien ; séduites par les apparences trompeuses de symptomes qui ne présentent d'abord rien de fâcheux. En effet la fiévre est si legére qu'à peine est-elle sensible même au malade, les urines sont aussi naturelles qu'en parfaite santé, le

sang

ſang eſt beau & vermeil , &c. mais *Latet anguis in herba.* Le Médecin qui poſséde l'Anatomie & le Méchaniſme des fonctions, ſent combien grand eſt le danger , & emploie de bonneheure tous les ſecours que ſon Art peut fournir pour attaquer un ennemi auſſi redoutable.

Je pourrois encore vous rapporter, Mr. bien d'autres faits de Pratique qui vous prouveroient combien la vraie Anatomie, & non pas l'idéale, eſt utile dans la Pratique de la Médecine ; tels que les maladies du Foie, dont les unes ſont beaucoup moins dangereuſes que douloureuſes, & les autres infiniment plus dangereuſes que douloureuſes, d'autant plus que le Malade ſe défiant moins de ces dernieres, le mal a tout le temps de faire des progrès. L'Anatomie Pratique nous apprend que le Foie eſt formé de deux ſubſtances; une mollaſſe & pulpeuſe qui compoſe la plus grande partie de ce viſcere, & une tendineuſe & élaſtique, formée par tous les nerfs & vaiſſeaux de pluſieurs ordres enfermés dans une enveloppe

commune

commune, nommée Capſule de Gliſſon, nom du Médecin qui l'a découverte. S'il ſurvient des engorgemens dans la ſubſtance pulpeuſe, le malade n'éprouvera aucune douleur, par les raiſons que j'ai rapportées pour le cerveau, mais au plus un ſentiment de peſanteur auquel on ne fait ordinairement aucune attention; ce qui donne au mal le temps de jeter de profondes racines, & il devient par-là ſouvent irrémédiable. Mais ſi l'engorgement ſe fait dans les parties élaſtiques; les douleurs ſont extrêmement vives & aiguës, & forment l'inflammation que nous nommons *Hepatitis*. C'eſt à ces threſors inépuiſables de connoiſſances que conduit la véritable Anatomie, qui ne peut s'acquerir ſans le ſecours du Scalpel. Jugez vous-même, M[r]. préſentement, ſi elles ne ſont pas préférables, pour un Miniſtre de la ſanté, à vos *Univerſaux*.

Vous vous imaginez me faire un ſanglant reproche, en diſant que je ſuis un Échappé de l'Ecole de Theophraſte Paracelſe, un des grands Philoſophes & grands Médecins de ſon temps; parce

(a) parce que j'ai travaillé à acquerir des connoissances dans la Chymie, cette branche de la Médecine & de la Physique expérimentale, qui a enrichi l'une & l'autre, de tant d'excellentes découvertes, partie si essentielle & d'un si grand secours dans la Pratique

---

(a) Voyez Moréri.

Je ne prétens point louer Theophraste outre mesure. S'il a fait de belles découvertes, je sçais aussi qu'il a donné dans des travers qu'il faut éviter. M. James Anglois, Auteur du Dictionnaire universel de Médecine, nous dit que, *C'est lui qui a commencé de détromper les Médecins, & à leur ouvrir les yeux sur le faux d'un Systéme qu'on suivoit depuis le temps de Gallien. Il osa le premier traiter la Philosophie d'Aristote de fondement de bois, &c.* M. James ajoûte : *Chacun a ses bonnes qualités & ses vices ; il faut profiter du bon, & laisser le mauvais.... Et il est constant que* nous ne pouvons, *sans injustice, lui refuser* notre reconnoissance *pour avoir contribué aux progrès de la Médecine, en démontrant la fausseté du Systéme de Gallien, &c.* Voyez Discours Historique, page cxvj.

Comme nous avons des lumieres supérieures à celles des siécles reculés, c'est à nous de les employer à faire un triage convenable de ce que nous ont laissé nos Anciens : le bon qu'ils nous ont transmis, mérite de la gratitude de notre part. Ceux qui se déchaînent le plus contr'eux, ou ne travaillent point à nous donner du meilleur, ou s'ils le font, ils seroient sans doute fort fâchés, que, sans avoir égard à l'utile, on relevât avec aigreur les fautes qui se trouvent dans leurs Ouvrages. Il arrive même souvent, que ce qu'ils donnent de meilleur est extrait de ceux qu'ils décrient si fort ; ce qui est le comble de l'ingratitude.

de

de la Médecine, comme vous l'allez voir; mais que vous méprisez, parce que vous n'en avez aucune juste idée. C'est cette Science particulierement qui ouvre le sanctuaire de la Nature, pour ce qui interesse la vie des hommes; c'est elle qui apprend à connoître & à s'assurer de la proprieté des remédes, & à ne point faire de *qui-pro-quo* mortels, par exemple : Lorsque j'ordonne une tisanne sudorifique avec les bois & le nouet d'antimoine, je me garde bien d'y faire entrer du citron, de la crême de tartre, ou autre acide végétal; parce que la Chymie m'apprend, que ces acides se chargeant des parties régulines de l'antimoine, la tisanne deviendroit un puissant émétique, & pourroit avoir des effets approchans du poison; (*a*) ce que ne feroit point un acide minéral, puisqu'au contraire c'est le plus sûr remède que nous ayons pour

(*a*) Ces effets seroient beaucoup plus violens, si malheureusement on venoit à employer l'antimoine dépouillé de son souffre; parce qu'alors les acides se chargeroient d'une plus grande quantité de parties régulines.

arrêter l'action d'un violent émétique antimonié; à l'exception de ceux qui sont chargés d'un acide concentré, tel que le beurre d'antimoine, &c. Pour celui qui méprise si fort cette Science Pratique de la Médecine, il dira : *Puisque l'acide y est contraire, j'y mettrai du sel alkali de tartre ou d'absynthe.* Mais dans ce cas, il ne se détermine à employer un alkali, que faute des connoissances qu'il a négligé d'acquerir dans cette partie de la Médecine; & il n'évite, par-là, un péril, que pour tomber dans un plus grand, *Decidit in Scyllam, cupiens vitare Charybdim.* Il est vrai selon les principes de la Chymie, que ces sels ont la proprieté d'ouvrir énergiquement les substances ligneuses, & par-là de les forcer, pour ainsi dire, à dégorger tous leurs principes & leurs proprietés dans la tisanne : mais cette même Science m'apprend, qu'ils agiront également sur l'antimoine, & qu'en formant avec le soufre de ce minéral un *hepar sulphuris*, ils se chargeront aussi de sa partie réguline; ce qui rendra encore la tisanne capable de violens effets, & troublera la Nature dans toutes

toutes ses fonctions. Je viens de vous observer, Mr. à la Note *a*, pag. 73. Que plus l'antimoine est dépouillé de soufre, plus les acides végétaux qui pourroient se trouver dans la tisanne, se chargeroient de ce minéral : mais ici c'est tout le contraire; plus il est rempli de soufre, & plus les sels alkalis ont de prise sur lui & rendroient les tisannes dangereuses.

Si j'ai donc travaillé dans les Laboratoires, ce n'a été 1°. Que pour apprendre à éviter les écueils des Alchymistes & des Souffleurs. 2°. Afin de mettre mes Malades à l'abri des prestiges des Empyriques, & que sçachant décomposer leurs remédes, je puisse les apprécier à leur juste valeur, & en permettre ou défendre l'usage conformément aux indications que présentent les maladies. 3°. Afin de joindre aux connoissances de la Botanique & de l'Histoire Naturelle, que j'ai tâché d'acquerir des Sçavans Mrs. de Jussieu, celle de l'Analyse qui apprend à connoître la nature & les proprietés de tous les Etres utiles à la santé des hommes.

Si j'ai porté quelquefois le tablier à

 l'Hôtell'Hôtel-Dieu de Paris, ce n'a été que pour me procurer les moyens d'éclaircir sur les Cadavres les doutes que je pouvois avoir. Enfin si je l'ai porté dans l'Amphithéatre Anatomique du célébre M. Ferrein, ce n'a été encore que pour découvrir dans les sources intarissables de la Nature, les secrets de l'œconomie animale, & d'y apprendre à connoître les jeux, les ressorts, & les différentes fonctions d'où dépendent la santé & la vie. Ce sont ces connoissances réünies, puisées dans la Nature même, qui forment & caractérisent le vrai Médecin, & qui le mettent en état d'acquerir plus d'expérience, & *de faire plus de progrès en un an, que ne feroit dans toute sa vie celui qui n'a pour guide qu'un certain usage & une espece de routine*, ainsi que je l'ai déja observé dans ma deuxiéme Lettre. *C'est d'un tel Médecin que Primerose a entendu parler, qui a l'esprit orné des différentes connoissances nécessaires pour l'éxercice de la Médecine*, comme vous le remarquez fort bien dans votre Libelle, (*a*) & non pas de celui qui ayant

(*a*) Libelle, pag. 16. lig. 25. & 26.

fait

fait ſon capital des Particules, des Syntaxes, des Phedres, & d'autres Ouvrages de cette trempe, ſe glorifie de les poſséder encore; lorſque cet Auteur dit : *Certum eſt Medicum Doctum & eruditum, cùm ad Artis uſum ſe accingit, plus experientiæ uno anno comparaturum, quàm indoctus quiſpiam integro ſæculo; & non niſi à perito & docto acquiri poſſe.* (a)

La Satyre a tant d'attrait pour vous, que chaque page de votre Libelle en eſt remplie. Vous dites, (b) en parlant des Livres de mon cabinet : *Tous Volumes qui deviennent de vaines parades, plus propres à orner les tablettes de ſon cabinet, que néceſſaire pour meubler ſa tête.* Il eſt vrai que les Auteurs claſſiques ne ſervent depuis long-temps qu'à orner ma Bibliothéque ; mais pour les Hippocrate, les Duret, les Sydenham, les Frind, les Boerhaave, & autres Oracles de la Médecine, ils ſont plus ſouvent entre mes mains, que ſur mes tablettes. Vous en pouvez juger vous-même, & vous devez voir préſente-

(a) Primeroſius, *De Vulgi Erroribus*, pag. 41.

(b) Libelle, pag. 18, lig. 10.

ment, qu'ils me ſont autant & plus familiers qu'ils vous le ſont peu. Vous avez au contraire pour les Poëtes & les Romans un goût ſi décidé, qu'il vous eſt ordinaire de les avoir en main & de les lire dans les ruës. Ce ſont de ces occupations frivoles, dont on peut bien dire avec l'Auteur de l'excellent Traité de la ſtructure du cœur : (*a*) *C'eſt une infidélité meurtriere* à un Médecin *de donner à des amuſemens de cette nature le temps qu'il doit à la vie des hommes.*

Ne feroit-il pas plus utile de lire Hippocrate que des Romans ? Il ne nous laiſſe point ignorer la conduite qu'il convient de tenir, tant par rapport à nous-mêmes, qu'à l'égard de nos Confréres. Par rapport à nous, il nous apprend qu'un Médecin doit paſſer ſes jours à méditer & à réfléchir, ſur tout ce qui peut devenir utile aux Malades : *Etenim Medicum qui de ægrorum ſalute rectè conjectare volet, animadvertere oportet, ut omnes quidem dies in contemplationem adhibeat.* (*b*)

(*a*) M. Senac.

(*b*) Hippocrat. *De Septimeſtri Partu, Sect. III. apud Faſ.* pag. 38.

A l'égard de nos Confréres, il nous exhorte à ne point nous ériger en Censeurs perpétuels de leur conduite, à ne point les outrager par des calomnies, à ne point laisser contre eux des Mémoires chez les Malades où l'on est appellé en Consultation ; enfin à ne point bisser leurs Ordonnances : *Hoc namque jurejurando affirmare audeam, Medicum ratione utentem, alterum nunquàm invidiosè (a) calumniaturum.* (b)

(c) Vous dites que *je sçais deviner les tumeurs des visceres, quand elles sont grosses comme la tête.* Que vous entendez peu vos interêts! Vous avez été appellé en Consultation avec moi pour les Malades qui portoient ces tumeurs: pourquoi donc ne les avez-vous pas connuës ? Elles y étoient certainement, & vous n'en êtes point convenu, particulierement chez la Dame Parmantier, que vous me reprochez de n'avoir pu guérir.; quoique j'y *aye été appellé plus de dix-huit mois avant sa mort?*

(a) Dans ma seconde Lettre il y a *injuriosè*, c'est une faute selon Fœsius.

(b) Hippocrat. *Præceptiones apud Fœs.* p. 30.

(c) Libelle, pag. 18; lig. 27.

(*a*) Ce ſont vos termes. Mais, à la premiere viſite, j'avois aſſuré qu'elle avoit un Squirrhe au pylore ou orifice inférieur de l'eſtomac ; ce que l'Autopſie a confirmé par l'ouverture. Si ce Squirrhe étoit gros comme la tête, cela prouveroit 1°. Que vous ne connoitriez pas plus l'ordre, l'arrangement & la nature des viſceres du bas-ventre, que du Péritoine. 2°. Cela prouveroit encore qu'ayant prolongé les jours de la Malade pendant dix-huit mois, avec un pareil délabrement dans les ſolides & ſur tout dans une partie auſſi eſſentielle à la vie ; il a fallu des connoiſſances dans l'Art de guérir. Car vous n'ignorez pas ſans doute, que lorſque la deſtruction eſt portée dans les ſolides intérieurs de cette nature, il n'y a aucun moyen naturel d'en procurer la guériſon radicale ; & qu'alors les ſecours de la Médecine ſe réduiſent à empêcher les progrés du mal, à le rendre plus ſupportable aux Malades, & à éloigner le terme de leur

(*a*) Libelle, pag. 21, lig. 12.

deſtruction

destruction. Après avoir dit, que *je sçais deviner les tumeurs grosses comme la tête*; vous ajoûtez tout de suite: *Qu'au lieu de guérir ces Malades, j'ai soin de les ouvrir après la mort.* (*a*) Pour vous prouver encore que je sçais plus que deviner les tumeurs des visceres, je pourrois vous rapporter bien des exemples, entr'autres celui de la Dlle. Marguerite Pouillot, en qui j'ai reconnu, il y a plus de dix ans, une dureté squirrheuse à la région hypogastrique. Elle s'est toujours conduite par mes conseils, & est présentement très en état de vous confirmer ce que j'avance. La méthode que j'ai employée a donc eu au moins l'avantage de la faire vivre jusqu'à présent, avec la faculté de vaquer à ses affaires.

Le Médecin Anatomiste qui connoît cet état des Malades, peut donc prononcer sans présomption; & l'événement confirmera toujours son pronostic, comme cela est arrivé à l'égard de Mr. P. Mdme. Le Gent. Mdme. La Goup. La Dme. Parmantier, &c. Je ne

(*a*) Libelle, pag. 18, lig. 30.

m'étendrai

m'étendrai point ſur les ſentences de mort que vous avez prononcées contre différens Malades, qui ont été rappellés à la vie. L'éxemple de M. le Baron d'Eſſe, & celui de M. De la Fourniere de Marſon ſont connus, &c. D'autres Malades que vous aſſuriez être ſans aucun danger, & devoir guérir infailliblement, vous ont échappés & ſont péris malgré vos pronoſtics; M[lle.] Collet en eſt encore un exemple bien récent, &c. Je ne cherche pas à aggraver, & je me tais ſur les circonſtances. Vous m'accuſez *de préſomption, de vanité & d'orgueil*, (*a*) pour avoir porté des pronoſtics qui ont été confirmés, & voilà les vôtres qui ont été démentis. Lequel de nous deux mérite vos épithétes? De pareils faits n'auroient-ils pas dû arrêter votre plume, ſi vous euſſiez été ſuſceptible de modération?

(*b*) Vous faites dire à Hippocrate, Livre VI. de ſes Épidémies, Section 8. *Non omninò tutæ ſunt prædictiones*; & cela n'y eſt point, ni dans Fœſius, ni dans Valleſius.

(*a*) Libelle, pag. 20, lig. 24.

(*b*) Libelle, pag. 20, lig. 28.

Vallesius. Je veux bien encore que ce ne soit qu'un défaut de citation ; car vous y êtes bien sujet, parce que vous ne recourez point aux sources. Mais pourquoi faites-vous dire à ce respectable Auteur, qu'il *ne rougit point d'avouer l'incertitude des pronostics ?* (a) Par-là vous rendez mal *Non omninò*, qui veut dire ici, *Les pronostics ne sont pas pleinement certains dans tous les cas* ; si toutefois cela est d'Hippocrate. D'ailleurs, cet Oracle de la Médecine est bien éloigné de penser que les pronostics soient toujours incertains ; il ne faut pour s'en persuader, que lire ses Sentences sur cette matiere. Vous ajoûtez : *Parce que dans les maladies, les apparences sont souvent trompeuses, & qu'elles font illusion aux meilleurs Médecins : Optimis Medicis similitudines imponunt, & difficultatem pariunt*, avec la même citation d'Hippocrate. Faut-il donc vous trouver toujours en contradiction avec ce grand Homme, pour peu que vous le citiez ? Vous donnez à connoître que vous ne l'entendez pas,

(a) Libelle pag. 20, lig. 27.

ou

ou que vous ne l'avez pas lu : car vous y auriez appris dans la même Sentence, qu'il n'y veut point parler des pronostics, mais de la maniere & de la difficulté qu'il y a de s'assurer de la nature des maladies, & de les guérir ; parce qu'il s'en rencontre beaucoup qui ont à peu près les mêmes symptomes ; ce qui en imposeroit, si l'on n'y faisoit une scrupuleuse attention. *Similitudines* morborum *imponunt*. Car *similitudines* veut dire ici ressemblances & non pas apparences. Qu'est donc devenuë cette profonde érudition dans la Langue Latine, que vous annoncez par tout avec tant d'affectation & de complaisance ? Vous avez déjà traduit on ne peut pas plus mal, le Texte de Blancard sur le Péritoine, & le *Non omninò*, comme nous le venons de voir. Voici ce que dit Hippocrate : *Optimis verò Medicis similitudines imponunt & difficultates pariunt ... & sanè difficile est curandi viam ratiocinatione assequi.* (a) Voyez, si vous le trouvez bon, l'interpretation d'Anutius Fœ-

(a) Hippo. *De Morb. vulg.* Lib. VI. Sect. VII.

sius

ſius, *pag.* 300, Section 7. & de Valleſius, colomne 720. vous y trouverez la confirmation de ce que j'avance. J'ai donc dû porter mon pronoſtic ſur ces Malades, quoique fâcheux. *Medicus itaque cognoſcens quoſdam ſic mori; tenetur id prædicere.*(*a*) Hippocrate aſſure même qu'un Médecin, lorſque ſon pronoſtic ſe trouve vrai, ſe rend également recommandable, ſoit qu'il prédiſe la mort ou la vie du Malade. *Sic enim meritò admirabilis ac bonus Medicus erit... & morituros ac ſalvandos præcognoſcens atque prænuntians.* (*b*)

(*c*) Vous dites malignement, *que le flambeau de l'Anatomie ne m'éclaire pas au delà du Péritoine, & que j'ai fait faire la ponction à Mr. Gillot, Chanoine de Notre Dame & à Mme. la veuve le Moine; ſans qu'on ait trouvé une goutte de séroſité épanchée dans la capacité du bas-ventre.* l'Exemple rapporté cy-deſſus, des tumeurs que ſelon vous, *je devine quand elles ſont groſſes comme la tête*, & que vous

(*a*) Chriſtoph. à Vega, *In Progneſt. Hippoc.* pag. 680.

(*b*) Hippoc. *Progneſt. Præfatio*, *apud à Vega*, Cap. III.

(*c*) Libelle, pag. 20, lig. 40. & ſuivantes.

ne

ne ſçavez point reconnoître, mettra le Lecteur à portée de juger lequel de nous deux eſt le plus éclairé par le flambeau anatomique.

Quoique l'on ne tire pas de l'eau des Hydropiques toutes les fois qu'on leur fait la ponction, il ne s'enſuit pas delà qu'il n'y en ait point d'épanchée, ſouvent même ce n'eſt pas la faute du Chirurgien, par des raiſons qu'il ſeroit trop long de rapporter ici. Cette opération eſt plus délicate que vous ne penſez. Vous avez dit encore tout récemment, qu'elle étoit auſſi facile à faire que de percer un tonneau; qu'il n'étoit queſtion que de plonger le Trois-quarts dans le ventre juſqu'au delà du Péritoine, & que la réüſſite conſiſtoit à tirer de l'eau, s'il y en avoit; mais que s'il n'en venoit point, elle démontroit l'impéritie de celui qui l'avoit conſeillée. Ignoreriez-vous donc, M$^{r.}$ ce que c'eſt qu'*hydrops ſaccatus*, ces hydropiſies enkyſtées, ces amas d'eau qui ſont dans des ſacs particuliers, enſorte que ſouvent on donne pluſieurs coups de Trois-quarts ſans plonger dans le ſac qui contient l'eau, &c. Nos Auteurs

Auteurs ſont remplis de pareils exemples. La Paracentêſe demande donc plus de prudence & de lumieres que vous ne l'imaginez? Ne faut-il pas éviter les artéres ou rameaux conſidérables des épigaſtriques, &c? Ne doit-on pas éxaminer s'il y a des tumeurs ſquirrheuſes conſidérables, afin de les éviter? J'ai vu pluſieurs Sujets où le gros lobe du foie deſcendoit juſqu'à la région hypogaſtrique. Qu'elles ſeroient les ſuites d'un coup de Trois-quarts plongé étourdiment dans ce viſcere? Jugez vous-même de l'utilité de l'Anatomie pour un Médecin qui eſt dans le cas de décider ce qu'il convient de faire dans de pareilles circonſtances. Je vais vous rapporter, Mr. à cet occaſion deux faits qui ſont arrivés ſous mes yeux.

Un Chirurgien, après avoir plongé ſon Trois-quarts, tira une écuellée de ſang qui ſortit par la cannulle. Dans une autre occaſion, un Chirurgien, après avoir porté ſon coup de Trois-quarts, tira ſeulement quelques gouttes de ſang; mais trois ou quatre heures après, le ſang ſortit en abondance par

par la voie inférieure du rectum, & continua jusqu'à la mort du Malade, qui suivit de près cet accident. Cela prouve que Mrs. les Chirurgiens doivent être très-réservés, & ne point blâmer leurs Confréres à qui il seroit arrivé de faire une ponction à vuide; car celle-ci peut-être prudence; au lieu qu'une de la nature de celle que je viens de vous rapporter, sera toujours régardée comme téméraire, imprudente, & le fruit d'une étourderie. Voici un autre cas qui peut se rencontrer dans la Pratique.

S'il arrivoit une Ascite compliquée avec une grossesse, quel parti conviendroit-il de prendre? Sans doute que s'il s'y trouvoit beaucoup d'eau épanchée vers le milieu du terme, il faudroit faire l'opération de la Paracentêse, crainte qu'il ne s'y fît une macération des intestins & autres visceres contenus dans le sac du Péritoine; ce qui mettroit la vie de la mere & de son fruit dans un grand danger. Au moins faut-il prolonger la vie de la mere, afin que son fruit vienne à terme. Dans de telles circonstances, il il n'eſt point permis d'attaquer cette maladie dans ſon principe eſſentiel, ſi elle eſt occaſionnée par des obſtructions conſidérables; parce que les remédes que cet état indique, ſeroient très-préjudiciables à celui de la groſſeſſe. Il faut ſe ſouvenir que le sûr moyen de conſommer le mal & d'accélérer la perte de la mere & de l'enfant, eſt d'employer les hydragogues violens, qui peuvent avoir lieu pour cette ſorte de maladie, dans les cas où il n'y auroit point de groſſeſſe. Il ſeroit encore bien plus dangereux, de traiter comme véritable hydropiſie, cette bouffiſſure des jambes, des cuiſſes, &c. qui eſt très-ſouvent une ſuite inévitable de la groſſeſſe : car dans cet état, l'*Uterus* prenant beaucoup de volume comprime néceſſairement les veines iliaques, &c. gêne le retour du ſang, des parties inférieures; ce qui occaſionne la leucophlegmatie de ces parties, mais qui ſe diſſipe d'elle-même après l'accouchement : *Ubi tollitur cauſa, tollitur & effectus.* On ne ſoupçonnera jamais des perſonnes inſtruites, de tomber dans une bévuë auſſi meurtriere. Si donc dans le cas de grossesse, il s'y trouvoit un véritable épanchement de sérosité dans le sac du Péritoine, & qu'il fallût faire la ponction ; croiriez-vous encore que cette opération seroit aussi facile a faire que de donner un coup de foret à un tonneau ? Pour peu que l'on posséde la Physique du corps humain, il sera aisé de sentir qu'en pareil cas l'on doit craindre de plonger le Trois-quarts dans l'*Uterus*. Pour éviter ce danger, il faut le porter un peu obliquement de bas en haut ; afin que si l'on venoit à rencontrer, ou le corps de la matrice, ou ses appartenances, ou les intestins, la pointe de cet instrument glissant dessus n'y fît aucune blessure ; & que la cannule ayant une direction déclive, l'eau épanchée puisse s'échapper aisément. L'Anatomie apprend que l'*Uterus* augmentant considérablement, souleve le Péritoine & les intestins qui y sont enfermés, & les rapproche de plus en plus de la lame membraneuse du Péritoine ; ensorte que si l'on plongeoit le Trois-quarts dans le ventre, comme un foret dans un un tonneau, on s'exposeroit, malgré l'eau intermédiaire, à blesser les intestins & particulierement l'*Uterus*, qui étant comme spongieux & accru d'épaisseur, par une sorte de dilatation variqueuse de tous les vaisseaux utérins, fourniroit une hémorragie interne & par consequent mortelle : ce danger seroit inévitable, si malheureusement on prenoit une grossesse pour une hydropisie ascite, & que l'on fit faire la ponction en consequence. Pour éviter un tel malheur, ne seroit-il pas plus sûr de recourir à la Paracentêse de nos Anciens, c'est-à-dire, de se servir d'une Lancette pour pratiquer l'ouverture ; car les tégumens & les muscles étant prodigieusement dilatés, tant par la grossesse, que par l'amas d'eau, sont amincis au point de pouvoir être ouverts par cet instrument. L'Opérateur prudent & éclairé s'appercevra aisément lorsqu'il sera arrivé au delà du Péritoine ; alors il retirera sa Lancette & y substituera une cannule appropriée, qui facilitera l'écoulement des eaux, & par-là il évitera tous les inconveniens du coup de Trois-quarts. Ce n'eſt point ici le lieu de parler de l'hydropiſie de l'*Uterus*, qui peut ſe trouver ſeule, ou compliquée avec l'Aſcite,&c. Revenons à la ponction de Mr. Gillot & de Mme. le Moine. Ce trait que vous rapportez à leur occaſion démontre de nouveau que vous n'êtes pas de bonne foi. Vous êtes trop bien informé des faits pour ignorer que Mr. Gillot, plus de trois mois avant qu'on lui fit la ponction, avoit été à Paris conſulter Mr. Bouvart. (*a*) Ce grand Praticien avoit aſſuré au Malade qu'il y avoit de l'eau épanchée dans le bas-ventre. Voici ce qu'il dit à ce ſujet, dans la Conſultation qu'il donna alors à Mr. Gillot, après l'avoir bien éxaminé. *La maladie de Mr. Gillot eſt une hydropiſie aſcite, c'eſt-à-dire, un épanchement d'eau dans le bas-ventre, &c.* Signé BOUVART; à Paris le 30. Juin, 1747. De grands Chirurgiens de cette Capitale étoient ſi perſuadés qu'il y avoit épanchement de ſéroſité,

(*a*) Médecin de la Charité, & de l'Académie Royale des Sciences.

qu'ils

qu'ils vouloient faire la ponction. C'est un fait que la famille attestera. Enfin le Malade étant de retour, & Mr. Bouvart ayant été consulté de nouveau, écrivit ce qui suit : *Puisque les Remédes apéritifs qu'a pris régulierement Mr. Gillot pendant le temps prescrit, n'ont pas augmenté la quantité des urines, ni par conséquent fait écouler l'eau épanchée dans le bas-ventre, ... je conseille de faire la ponction. Déliberé à Paris le vingt-trois Août*, 1747. *Signé* BOUVART. Ce seroit donc sur un des grands Maîtres de la Faculté de Paris & non sur moi, que retomberoit votre apostrophe, ainsi que la faute, s'il y en avoit une. Mais non, il n'y en a point eu, ni de sa part, ni de la mienne. Mr. Gillot avoit de l'eau épanchée dans le bas-ventre, & en grande quantité. Mr. Petit Médecin de Soissons, dont la réputation fait l'éloge, & qui avoit vu le Malade, en avoit porté le même jugement : en conséquence il lui avoit envoyé de son sel apéritif; mais quoiqu'il l'ait fait uriner prodigieusement, cela n'a pas empêché qu'à l'ouverture il ne s'y soit trouvé une grande quantité d'eau épanchée,

épanchée, & d'autres délabremens, qui avoient été occasionnés par une chute violente sur le derriere. En tombant ainsi, tous les visceres avoient été considérablement ébranlés, particulierement les deux colonnes de sang de la veine cave inférieure & de l'aorte descendante, qui avoient été poussées violemment vers le cœur, comme feroit une colonne d'eau renfermée dans un tube, dont on fraperoit rudement le bout inférieur sur la main; car alors l'eau s'en échaperoit avec impétuosité par le bout supérieur, ou le briseroit s'il étoit fermé, & qu'il fût fragile. Aussi l'oreillette, ou sinus droit du cœur qui avoit reçu l'impulsion de la colonne de sang de la veine cave inférieure, avoit été prodigieusement dilaté, & étoit monstrueux. Le sinus gauche du cœur n'avoit pu souffrir de dilatation. 1°. Parce que la colonne de sang de l'aorte n'y aboutit point, mais au ventricule du même côté. 2°. La puissante détermination de cette colonne de sang vers les parties inférieures, étoit très-capable de modérer son refoulement.

foulement. 3°. Le ſang par ſa rétrogradation ou ſecouſſe momentanée, n'avoit pu forcer les valvules sémi-lunaires qui ſont à l'embouchure de l'aorte dans le ventricule : mais auſſi n'ayant pas trouvé la même réſiſtance vers les carotides, il s'étoit porté a la tête, & y avoit occaſionné des ſtaſes conſidérables, ſans compter celles qui s'y étoient produites, par la difficulté que le ſang des jugulaires avoit eu à ſe dégorger dans le ſinus droit du cœur, lors même de la ſecouſſe. Ce tranſport & cet arrêt du ſang à la tête avoient donné naiſſance, peu de jours après la chute, aux premiers ſymptomes de la maladie, comme mal de tête, bourdonnemens d'oreilles, &c. qui ont duré juſqu'à la mort. Le Malade n'ayant pas été ſecouru aſſez promptement, ces accidens augmentérent, ainſi que le deſordre dans la circulation de toutes les liqueurs ; d'où s'enſuivirent des épanchemens conſidérables dans la poitrine, dans le péricarde, dans le bas-ventre, & dans le cerveau : car par l'ouverture il s'y eſt trouvé dans la poitrine une

pinte

pinte de sérosité assez claire ; dans le péricarde qui avoit souffert une dilatation considérable, il y avoit au moins trois chopines d'eau très-sanguinolente ; l'oreillette droite étoit, comme je l'ai déjà dit, monstrueuse ; le cœur avoit, pour ainsi dire, perdu sa forme. L'épanchement du bas-ventre étoit de quatorze à quinze pintes d'eau trouble, qui avoit comme macéré à l'extérieur tous les intestins & autres viscères, qui étoient d'ailleurs extrêmement sains, n'y ayant à aucun d'eux ni dureté, ni suppuration. Tous les vaisseaux de la tête étoient prodigieusement dilatés, les ventricules antérieurs pleins de sérosité, le plexus choroïde détruit par la macération, &c.

Je vous avois invité par Lettre à vous trouver à cette ouverture, parce que j'étois persuadé qu'il y avoit matiere à faire des observations utiles. Voici votre Réponse que j'ai sous les yeux, qui prouve combien vous avez de goût pour les découvertes, & de pénétration pour deviner, à travers le Péritoine, l'état des viscères. *Je me*

trouverai

trouverai volontiers, Mr. à l'ouverture... de Mr. Gillot, si c'est de la part des Parens que vous m'invitez; mais si ce n'est que par curiosité,.. je trouverai assez le moyen d'employer mon temps utilement, sans aller perdre une heure ou deux à contempler des visceres durcis ou abscédés, &c. Signé Aubert, ce 18.... 1748. Si vous y étiez venu, vous auriez vu tous les visceres extrêmement sains; ils n'étoient *ni durcis ni abscédés*, comme vous vous l'étiez persuadé: mais vous y auriez appris, au moins, à connoître le Péritoine. Mr. Petit n'a pas pensé comme vous, il m'a beaucoup remercié de lui avoir fait part des Observations que je vous rapporte; & sa Lettre prouve, que s'il eût été à portée de se trouver à l'ouverture, il n'auroit pas allégué, comme vous, de vaines raisons pour s'en dispenser.

Madame Le Moine etoit dans le même cas que M. Gillot. M. Petit l'avoit vuë plusieurs mois avant qu'on lui fît la ponction; il l'avoit déclarée hydropique, lui avoit même envoyé de son *Sel apéritif* & de *sa Poudre antihydropique*. Malgré le bon effet que ces remédes

médes procuroient, le ventre augmentoit toujours. La Malade voulant absolument qu'on lui fasse la ponction, me fit prier de m'y trouver. Je me gardai bien de m'opposer à ses intentions; car 1°. Je m'étois assuré, ainsi que le Chirurgien, qu'il y avoit de l'eau épanchée dans l'*Abdomen*. La prodigieuse quantité qu'on lui en a tirée par différentes ponctions, est une preuve qu'elle étoit hydropique. 2°. Je crois d'après l'Ecole de Paris, qu'il est très-préjudiciable aux Malades, de différer la ponction; parce que l'eau séjournant dans le ventre y croupit, ronge, & attaque les visceres, comprime les gros vaisseaux, & gêne davantage la circulation qui ne l'est déjà que trop, &c. *At ubi primùm est vera certáque seri fluctuatio, constans Ascites declaratur. Hìc, adhibitis incassùm interioribus remediis, punctum est non procrastinandæ Paracenteseos... Timendum imò, si tardiùs expellatur fluctuans humor, morâ ne noceat diuturniori...Testatur, sat citò factâ Paracentesi, non paucos evasisse; plurimósque, tardante consilio medentium, mori.* Voyez la Thése soûtenuë aux Ecoles de Paris, ***Utrùm***

in

in Aſcite Paracenteſim tardare, malum? Elle conclut, *Ergo... tardare malum.*

(*a*) Vous rapportez deux phraſes de ma premiere Lettre, une ſuffira pour exemple, où je dis : *La famille m'ayant prié de dire au vrai ce que je penſois* de l'état de la Malade, *j'ai déclaré qu'il ne falloit point ſe promettre de guériſon, mais employer une cure palliative, ſans négliger cependant les moyens d'indication que préſentoit la cauſe premiere.* Vous ajoûtez : *N'auroit-on pas beſoin d'un bon Commentaire? Tout cela ne démontre-t-il pas que.....*

. . . . Ses ſombres pensées
Sont d'un nuage épais toujours embaraſſées,
Le jour de la raiſon ne les ſçauroit percer?

Puiſque vous avez beſoin d'explication pour comprendre cette phraſe, la voici. Lorſqu'un mal eſt incurable, il faut employer les moyens de le rendre ſupportable au Malade, en ordonnant des remédes adouciſſans, un bon régime, &c. Cela s'appelle par tout Médecin inſtruit, une cure pal-

(*a*) Libelle, page 21, ligne 15.

liative. Mais outre cela, il faut avoir égard aux moyens qui peuvent attaquer directement la cause premiere du mal. On entend en *Thérapeutique* ou Médecine curative, par le mot d'indication, les différens états & circonstances des maladies, par lesquels le Médecin éclairé connoît qu'il faut, pour les combatre & les guérir, tel ou tel remède; un diurétique dans le ralentissement de sécrétion des urines; un fondant ou un apéritif dans les épaississemens des liqueurs; un calmant dans les mouvemens spasmodiques ou irritations du genre nerveux ; des délayans & humectans dans le desséchement des solides, &c. Une personne, par exemple, sera attaquée d'un cancer desesperé ; la cure palliative qui doit être employée, demande 1°. Que j'ordonne pour l'extérieur, les fomentations & autres remédes topiques capables d'émousser ou corriger la causticité de l'humeur qui s'y dépose, ou qui s'y forme : d'ailleurs, je dois tratravailler intérieurement à faire tomber les irritations qui se sont transmises à tout le systême nerveux & membraneux.

braneux. 2°. Cette même cure éxige que je prescrive au Malade tout ce qui est capable de corriger le vice des liqueurs & particulierement de la lymphe nervale, &c. ce qui s'appelle *ne point négliger les moyens que présente ou indique la cause premiere.* Vous voyez, Mr. par ce petit détail que je me prête complaisamment à tout ce que vous desirez de moi. Mais croyez-vous que vos phrases soient d'un style & bien épuré & bien intelligible ? Il s'en faut beaucoup ; en voici un exemple entr'autres. Vous dites, dans votre Libelle, (*a*) d'un ton railleur, que celui qui n'a pas dédaigné de manier le Scalpel, *n'a plus besoin de se remplir des connoissances des autres.* Permettez-moi de vous observer que vous pouvez bien vous entendre ; mais assurément pour un homme qui se pique d'être habile Grammairien, & qui s'érige en Critique, vous exprimez fort mal votre pensée. Ce n'est pas sans raison que vous nous donnez comme de vous ce qui n'en vient point ; (*b*) il y a pour vous

(*a*) Pag. 15, lig. 34.
(*b*) Ce fait est ici démontré.

bien moins d'inconvénient de faire parler les autres que de parler vous-même.

(a) Vous relevez, de la maniere la plus caustique, une Note de ma Lettre du vingt-un Avril, qui est remplie de ménagemens pour vous, où je dis que je me suis retiré pour faire place à un autre. Oui, Mr. je vous avois célé dans cette Lettre avec tout le soin possible, & aujourd'hui vous vous démasquez vous-même & vous apprenez au Public que c'est vous qui aviez promis à Mr. La Goup. de guérir Mdme. son Épouse, (b) que j'avois reconnu & déclaré attaquée d'une maladie incurable. Ne devoit-on pas en effet donner *toute sa confiance*, comme vous le dites, Libelle, pag. 19. à celui qui promettoit la guérison, & le préférer, à un autre qui n'annonçoit que la mort? Il est fâcheux que les promesses ayent été vaines. Afin sans doute de vous attacher plus particulierement à la maison dont j'étois le Médecin ordinaire depuis nom-

(a) Libelle, pag. 19, lig. 10.

(b) Je tiens ce fait de la bouche du Mari.

bre

bre d'années, vous vous étiez chargé de faire venir l'Opiat philoſophique; Opiat qui a manifeſtement abbrégé la vie de la Malade, puiſqu'il provoquoit tous les jours grand nombre d'évacuations par bas, ſouvent avec douleur, & même juſqu'au ſang. Vous avez donc grand tort d'en imputer la faute au Chirurgien de la maiſon, (a) puiſque c'eſt vous-même qui avez fait venir ce remède; & ſi la Malade a pris quelques doſes de cet Opiat, qu'une autre perſonne lui avoit procuré, en attendant celui que vous aviez mandé; cela ne vous excuſe point du tout. Mr. Geſtin, le Sr. Souccat Tonnelier, &c. qui ont fait uſage de ce remède, en ont éprouvé la violence.

Vous ſoûtenez, même page, *Que cet Opiat n'eſt point incendiaire, que c'eſt un remède fondant, apéritif, & legérement purgatif.* Les faits avérés que je rapporte, ſuffiroient pour renverſer tout ce que vous avancez-là. Mais ſi vous aviez un peu plus cultivé la Matiere Médicale, & ſçu décompoſer les remé-

(a) Libelle, pag. 19, lig. 14.

des, vous auriez reconnu à l'odorat, que la ſcammonée domine dans cet Opiat; & par un éxamen analytique, vous vous ſeriez aſſuré, que ſoixante grains de ce reméde contiennent au moins dix grains de réſine de ſcammonée; ce que je ſuis encore en état de démontrer. Or dix grains de réſine valent en force le double de ſcammonée qui produit environ moitié de ſa réſine. Voilà des faits que j'ai conſtatés par des expériences & des procédés d'analyſe réïterés. Eſt-il donc étonnant que deux gros de cet Opiat, qui eſt la doſe marquée par l'Imprimé, purge avec autant de violence? puiſqu'elle contient la valeur de plus de quarante grains de ſcammonée, qui eſt un des plus incendiaires purgatifs que nous ayons dans la Matiere Médicale, & dont dix-huit grains font une forte doſe. Je ne prétens pas cependant exclure ce purgatif de la Médecine; il peut devenir ſalutaire dans quelque cas, lorſqu'il ſera adminiſtré par un Médecin éclairé, qui ſçaura en modérer l'activité par des correctifs convenables, & ſaiſir les circonſtances favorables.

vorables. Mais il est constant qu'il sera toujours dangereux dans des dispositions phlogistiques. Pourquoi donc avoir souffert qu'une Malade où tout étoit en feu & en éréthisme, avec *une fiévre continuë* de votre aveu *depuis trois ou quatre mois*, *qui depuis quelque temps redoubloit tous les soirs*, ce sont vos expressions, (*a*) fît usage d'un pareil reméde ? sur tout une Dame dont le genre nerveux & tout le systême membraneux sont extrêmement susceptibles de la moindre impression. Au moins les premiers effets auroient dû le faire supprimer & vous empêcher d'en faire l'éloge. La couleur livide de tous les intestins, comme je le rapporte dans ma Lettre du vingt-un Avril, ne démontre-t-elle pas qu'il y avoit eu une inflammation d'entrailles ? Quel effet a donc dû produire un pareil reméde ? Je vous en laisse le Juge.

Qui doutera avec vous de l'efficacité des bains pour une telle maladie ? Je les avois ordonnés, lorsqu'il y avoit à peine un mouvement de fiévre.

(*a*) Libelle, pag. 20, lig. 3.

D'ailleurs,

D'ailleurs, penſez-vous qu'une fiévre étique occaſionnée par un deſséchement des ſolides & une âcreté des liquides contr'indique les bains ? Si cela eſt, vous avez tort. Il eſt au moins conſtant, qu'ils n'auroient pas procuré l'effet de la réſine de ſcammonée que contient l'Opiat philoſophique. Lorſque j'ordonnai les bains à cette Malade, il n'y avoit certainement pas le moindre épanchement d'eau dans le bas-ventre, encore s'y en eſt-il amaſsé fort peu par la ſuite ; ce qui a été plutôt occaſioné par le défaut de réſorbtion des vapeurs halitueuſes que fourniſſent perpétuellement tous les viſceres, ou par une excrétion forcée aux extrémités coniques des lymphatiques, que par une atonie ou relâchement des mailles ou réſeaux de leurs membranes. Or croyez-vous que de pareils épanchemens interdiſent les bains ? Si cela eſt, vous avez tort. Il eſt vrai que le ventre étoit quelquefois très-tendu, mais ce n'étoit que l'effet des Météoriſmes occaſionnés par une raréfaction conſidérable de l'air contenu dans les entrailles, ou par des orgaſmes ou mouvemens

vemens ſpaſmodiques déterminés par les douleurs; puiſque quelques heures de calme dans ces mêmes douleurs, qui étoient preſque continuelles & ſouvent très-conſidérables, rétabliſſoient le ventre dans une grande ſoupleſſe. Prétendriez-vous encore que le bain auroit été contraire à la tumeur, quand bien même il y auroit eu alors ſuppuration ? Vous auriez également tort : car 1°. Le bain en occaſionnant une détente générale à tout le ſyſtême des ſolides, les rend par-là moins ſuſceptibles d'impreſſion & de douleurs, &c. 2°. Les parties aqueuſes en pénétrant toute la maſſe des liqueurs par les tuyaux réſorbans cutanés, leur fourniſſent un véhicule bien capable d'adoucir les âcretés que le ſang, la lymphe & autres humeurs ne peuvent manquer de contracter dans une maladie de cette nature, &c.

Si, dans de pareilles circonſtances, la foibleſſe ne permettoit pas que l'on plongeât tout le corps du Malade dans l'eau, à cauſe de ſa compreſſion, qui eſt huit cent fois, ou environ, plus grande

grande que celle de l'air ; dans ce cas on se contente d'un demi-bain qui ne comprime que les parties inférieures, pendant que le reste du corps exposé à la seule vapeur de l'eau chaude, la baignoire étant bien couverte, en reçoit toute l'efficacité, sans en éprouver les inconvéniens. C'est en se conduisant par de tels principes, fondés sur les loix de la Nature même, que nous nous rendrons toujours utiles aux Malades, & que nous les mettrons dans le cas d'avoir pour notre ART un fond de respect, d'estime & de reconnoissance, qui lui est si légitimement dû ; puisque cet Art est tout occupé à leur procurer le bien le plus précieux dont ils puissent jouir en ce monde.

Votre affectation à répandre dans tout votre Libelle des citations de Poëtes Latins & François, & sur tout d'Auteurs classiques, n'a servi uniquement qu'à vous faire illusion, & non au Public qui a dit avec Frind, un de nos grands Maîtres, que vous auriez brillé davantage avec Phedre & Moliere, qu'avec les Hippocrate & les Winslow. Plerique sunt *qui in quavis potiùs*

potiùs Arte excelluerint quàm in ſua. (a)

Il me ſemble avoir démontré ſuffiſamment à tout Lecteur impartial, que votre Libelle n'eſt qu'un tiſſu d'apoſtrophes indécentes, de faux raiſonnemens, de comparaiſons ridicules, d'infidélités, & de fautes groſſieres contre l'Anatomie. Vous y donnez par tout des marques de violence ; vous n'y ménagez perſonne, pas même l'Autorité Royale : car vous dites, pag. 14. *Par quelle nouvelle Loi eſt-il donc défendu de dire ſon ſentiment ſur un Écrit imprimé ? Les Magiſtrats, les Princes même peuvent-ils empêcher tout ce qui ſe dit de vive voix ? Peuvent-ils nous priver de la liberté des jugemens ? Peuvent-ils dépouiller les Lecteurs du droit de parler comme il leur plaît d'un Ouvrage devenu public par l'Impreſſion ? Ils l'entreprendroient en vain, leur pouvoir ne s'étend pas juſques-là.* Voilà aſſurément des Propoſitions bien hardies. Vous n'ignorez cependant pas, Mr. qu'à l'exception de la liberté des jugemens, les Puiſſances ont le droit d'empêcher de par-

(a) Frind, *Epiſt. De purgantibus*, pag. 68.

ler,

ſer, & celui de punir ceux qui, comme vous, oſent ſur tout écrire contre le bon ordre. Je ſupprime bien des réfléxions que chacun pourra faire ſur vos téméraires Propoſitions; & je vous proteſte que malgré *le ſouverain mépris* dont vous me menacez, Libelle, p. 22, (*a*) je me prêterai toujours volontiers à tout ce qu'il conviendra, pour rendre notre miniſtére utile au Public; vous aſſurant de plus, que je ne me ſuis déterminé à prendre la plume, que dans le ſeul deſſein de me juſtifier, & non dans l'intention de me venger de vos injuſtes & outrageans procédés.

(*a*) On croit ſouvent, ou l'on veut faire croire, qu'on mépriſe certaines perſonnes; parce qu'on s'attache à les dépriſer. Je remarque au contraire qu'on ne dépriſe avec affectation, que par le chagrin de ne pouvoir mépriſer; & qu'on eſtime forcement ceux contre qui on déclame. Le mépris qui s'annonce avec hauteur, n'eſt ni indifférence ni dédain; c'eſt le langage de la jalouſie, de la haine, & de l'eſtime voilée par l'orgueil: car la haine prouve ſouvent plus de motifs d'eſtime, que l'aveu même de l'eſtime ſincére.

Voilà le Langage du célébre Auteur des Conſidérations ſur les Mœurs de ce ſiécle, Vol. in-12. 1751.

RÉFUTATION

RÉFUTATION

De l'Écrit de Mr. Aubert, sur une Maladie qu'il a nommée NOIRE, *imprimé à Chaalons sur Marne, en* 1745.

OSez-vous bien encore, Monsieur, rappeller dans votre Libelle cet Écrit que vous avez fait sur une Maladie qu'il vous a plu de nommer *Noire*, & que vous croyez avoir traitée avec toute la méthode, la profondeur & l'intelligence possible, en quatre pages & demie, (*a*) tant pour faire l'Exposé de la Maladie, & de tous les accidens qui l'accompagnent, que pour détailler les causes prochaines & éloignées, & enfin indiquer les remédes propres pour la combatre. Qui ne se seroit attendu après un semblable début, à avoir un Ouvrage bien complet

(*a*) Petit *in*-4°. & très-gros Caractére.

&

& bien circonſtancié ? Mais quelle ſurpriſe pour toutes les perſonnes de l'Art, de voir que tout ſe borne de votre part à un ſimple Exposé d'une maladie, (a) & que vous défigurez en lui donnant un nom inuſité dans toutes les Ecoles ! Car tout Médecin ignore encore ce que c'eſt que votre Maladie *Noire* ; parce que malheureuſement cette belle découverte qui vous étoit réſervée, n'eſt point parvenuë juſqu'à préſent à leur connoiſſance. Ils ſçavent à la vérité qu'Hippocrate parle d'un vomiſſement de matieres noires ſous le nom de μέλαινα νοῦσος, (b) comme ſymptome ou accident de la Mélancolie ; & que Hoffman en parle ſous la dénomination *De vomitu cruento ſine & cum ſeceſſu nigro*, (c) comme un ſymptome commun à pluſieurs maladies ; mais il eſt faux que pas une Ecole ait jamais adopté le terme de Maladie *Noire*, pour déſigner aucune

(a) Tel que nous avons accoûtumé d'en faire, lorſqu'un Malade veut conſulter un Médecin étranger.

(b) Hippoc, *De Morb.* Lib. II. Sect. V.

(c) Tom. V. Chap. III.

maladie

maladie en particulier & ſur tout *une obſtruction au Foie*, comme vous l'annoncez dans votre Lettre à Mrs. Marcot & Kaſte : auſſi avez-vous dû remarquer qu'aucun des quatres célébres Médecins que vous avez conſultés, n'a employé ce terme en aucune façon.

Quelle eſt-elle donc cette Maladie que vous nommez *Noire* ? Et ſur quoi eſt fondée cette dénomination ? Seroit-ce parce que les Malades qui en ſont attaqués, ſont triſtes & d'une humeur noire ? Mais ce ſymptome n'eſt pas caractériſtique & particulier à une ſeule maladie. Seroit-ce parce que les Malades rendent des matieres noires par haut & par bas ? Si vous conſultez les Auteurs, vous verrez que cet accident arrive dans bien des cas. (*a*) Seroit-ce parce que le viſage devient brun, livide, tanné, &c ? Nous avons beaucoup de maladies qui donnent ces couleurs à la peau ; par exemple,

(*a*) Voyez Hippocrat. Aphor. 21. Lib. IV. Idem Coac. *de Dejectionibus*, *Prænotio* 25, 38 *&* 62, *apud Duret*. Chriſt. à Vega, pag. 610. Duret, *In Coacas*, pag. 349. Sennert, Tom. II. pag. 505. &c.

Icterus niger, *Melancholia simplex*, *Hypocondriaca*, *Scorbutus*, *Alphus niger seu Vitiligo nigra*, *&c.* Seroit-ce enfin sur l'Autorité d'Hippocrate ? Il semble que vous voudriez le persuader, parce que vous donnez deux citations comme de lui. Mais je prouve 1°. Que vous n'avez point consulté ce respectable Auteur. 2°. Je prouve de plus qu'Hippocrate n'a jamais prétendu, sous le nom de Maladie *Noire*, désigner une seule maladie qui méritât particulierement & spécialement ce nom. Je prouve donc 1°. Que vous ne l'avez point lu ; car vous dites, pag. 6. de l'Écrit de votre Maladie *Noire*, *Ater morbus*, avec la citation d'Hippocrate; (*a*) & pag. 3. de l'Exposé de la Maladie, vous dites en Note *Atro morbo laboranti... sanguinem è brachio detrahito*, avec la même citation. Or il est faux que cela soit dans ce Livre d'Hippocrate comme vous le rapportez. Il y a seulement, *Morbus niger. Bilem atram tanquàm fecem vomit, interdùm... velut sanguinem, &c.* Et plus bas en parlant de la cure, il

(*a*) *De Morbis*, Lib. II. Sect. V.

dit :

dit : *Post potiones medicamentorum per superiora purgantium, nisi debilis fuerit* æger, *sanguinem è brachiis detrahito.* (*a*) Voilà qui est bien différent de vos citations. 2°. Je prouve encore qu'Hippocrate n'a jamais eu intention, sous le nom de *Morbus niger*, d'annoncer ou caractériser une seule maladie, qui méritât particulierement ce titre, pas même celle qui auroit pour symptome de rendre des matieres noires par haut & par bas, ou d'avoir le teint livide, &c. parce qu'il en rapporte lui-même beaucoup, qui ont les mêmes symptomes. Si vous aviez eu recours à cet Auteur, vous y eussiez vu que cette maladie n'est pas unique ; puisque quelques lignes plus bas, il en rapporte une autre sous le même nom, *Alius morbus niger.* Dans le même Livre, il parle encore d'une autre maladie où le teint est noir, & dont il décrit plusieurs especes. *Morbus Regius. Facies nigricat, præcipuèque partes in umbra latentes..... corporis colorem immutat, pallidúmque non*

(*a*) Hipp. *De Morb.* Lib. II. Sect. V. *apud Fœs.*, pag. 45. *in-fol.*

secùs ac malicorium evadit. (*a*)

Il eſt aisé de reconnoître qu'Hippocrate a entendu par μέλαινα νοῦσος un ſymptome, un effet, un accident causé par l'humeur mélancolique ; puiſqu'il dit : *Bilem atram tanquam fecem vomit* æger. Cet accident de rendre par haut ou par bas une matiere noire & ſanguinolente, n'eſt donc qu'un effet de l'Atrabile ou humeur mélancolique; μέλαιναν *ſimpliciter; bilem atram etiam Hippocrati ſignificare* videtur. (*b*) μέλαινα νοῦσος ſignifie donc ici maladie ou accident de l'Atrabile, ou bien la Mélancolie même, en prenant une partie pour le tout. Il eſt donc clair qu'Hippocrate, ſous le nom de *Morbus niger*, a entendu à cet endroit ſeulement, un accident de la Mélancolie, ou même la Mélancolie, (*c*) connuë universellement de tout le monde Mé-

(*a*) Hippoc. Sect. V. *apud Fœſium*, pag. 30 & 112.; & pag. 43. il en décrit une autre qu'il nomme *Lividus Morbus*, &c.

(*b*) Voyez Fœſ. *in Lib. II. Hipp. de Morbis*, Sec. V. pag. 270.

(*c*) Hippoc. *De nigris Dejectionibus ſanguini ſimilibus loquitur, quæ ſanguinis feces ſunt, & melancholia ipſa.* Chriſt. à Vega, *Comment. in Lib. IV. Aphor. XXI.* p. 610.

decin

decin ſous ce nom qui la caractériſe ſi bien *μέλαγχολια*, qui ſignifie bile noire, de *μέλαινα nigra* & de *χολὴ bilis*, non pas que *χολὴ* veuille dire ici la bile hépatique, ou proprement dite, qui eſt jaune ou verte ; mais une matiere noire, nommée par les Anciens, *ſuccus niger*, *ſuccus melancholicus*, *atra bilis*. Donc, comme il y a pluſieurs maladies qui ſe manifeſtent avec les mêmes ſymptomes de noir, ſoit par le vomiſſement, ſoit par les déjections, ſoit par la couleur de la peau, il eſt ridicule d'en vouloir nommer une particulierement *Maladie Noire*. Jugez préſentement, Mr. ſi vous avez eu raiſon de dire dans votre Libelle, pag. 20. que je ne connois d'Hippocrate que le nom. Quel motif peut donc vous avoir porté à de tels excès ?

Mais ſi nous voulons vous en croire, ce qui vous a déterminé à appeller *Noire* la Maladie de Mr. ** c'eſt parce qu'il avoit une obſtruction au Foie. Voici vos propres paroles à MM. les Médecins que vous conſultez. *Je vous prie, Mr. de me dire votre avis ſur une obſtruction au Foie, à laquelle je donnerai*

le

le nom de Maladie Noire. (*a*) Voilà assurément du neuf en Médecine. Il y a bien des especes d'obstructions au Foie. A laquelle attachez-vous le nom de *Maladie Noire*? Vous seriez sans doute très-embarassé de le dire. Il auroit été plus naturel de nommer ainsi cette Maladie, à cause des déjections noires que rendoit le Malade ; vous vous seriez par-là un peu plus rapproché d'Hippocrate & d'Hoffman. Vous soûteniez que ces déjections noires étoient de la bile résineuse & recuite. Je vous représentai alors que ces matieres n'étoient autre chose qu'un sang fourni par des vaisseaux variqueux, & qui par son séjour dans le canal intestinal, avoit contracté la couleur noire, &c. & non une bile résineuse, comme vous le prétendiez. Mais je n'eus pas le talent de vous persuader ; cependant nos Auteurs sont remplis de pareils exemples. *Nulla enim, quæ suâ sponte movetur, sanguinis atri dejectio, in bonis ducenda.... enim*

(*a*) Lettre à MM. Marcot & Kasle, pag. 6. de l'Écrit sur la Maladie *Noire*.

verò

verò ſanguinis atri dejectio, hepatis ἀτονίαν denuntiat... tùm ſanguis ater de vitio ſuæ ſtationis, meſaræo vim affert; & è venis egreſſus, inteſtina pererrat. Duret in Coac. Interpret. pag. 553. *Aut enim dejicitur ſanguis ipſe, qui è jecore per meſaraïcas transfunditur in inteſtina, & ibidem concreſcit & denigratur.* Chriſtoph. à Vega in Aphor XXI. Comment. pag. 610. *Brevia potiſſimùm ſic dicta arterioſa & venoſa, quæ in ſuperna & ſiniſtra* ſtomachi *parte excurrunt, ... ſi aperiuntur, vel diſrumpuntur, ſanguinem qui vomitu ejicitur, fundant, eáque propter varicoſa & nigro ſanguine diſtenta deprehendantur.* Hoffman, pag. 67. Tom. V.

Mr. Rauſſin, Chirurgien auſſi diſtingué par les ſentimens, que par les connoiſſances de ſon État, vous dit la même choſe que moi. Afin de vous perſuader, l'on fit étendre cette prétenduë bile dans de l'eau ; mais au lieu de donner à l'eau une couleur jaune, ou tirant ſur le verd, comme le fait la bile plus ou moins étenduë ; cette eau devint d'un rouge noirâtre. Mr. Petit Médecin de Soiſſons ſurvint qui vous confirma ce que nous avions

avions avancé, & vous dit que vous trouveriez cette Maladie bien décrite dans Hoffinan. Vous suivites son conseil ; mais vous vous êtes prodigieusement écarté des vuës de cet Auteur : car dans le Mémoire de votre Maladie *Noire*, vous insistez toujours sur la bile résineuse, dont Hoffman ne fait pas seulement mention, & malgré la conviction où vous auriez dû être, que les matieres qu'avoit rendu le Malade, n'étoient que du sang. Rien n'est capable de vous faire revenir de vos préjugés, vous avez avancez, Que le Péritoine n'enveloppoit pas immédiatement les intestins ; Que les déjections noires que rendoit Mr.** étoient une bile résineuse & recuite ; & vous persistez à le soûtenir : les démonstrations ne peuvent donc vous convaincre.

Lorsque, par le conseil de Mr. Petit, vous avez eu recours à Hoffman, vous vous y êtes laissé séduire par la nouveauté. Vous y avez lu *Morbus niger*, (a) vous avez cru que c'étoit

(a) Pag. 84. du V. T. & que vous citez mal. Il falloit au moins mettre T. IV. II. Partie, qui fait le cinquiéme vol. *in*-4°.

une

une nouvelle maladie, dont il étoit important d'informer le Public; mais avec un peu d'attention, vous auriez reconnu qu'Hoffman n'a parlé d'une évacuation de ſang noir par haut ou par bas, fourni par la dilatation variqueuſe des vaiſſeaux courts ou des rameaux méſaraïques, que comme ſymptomes de pluſieurs maladies qu'il rapporte. Il ne faut donc pas prendre un effet de la maladie pour la maladie même; parce que cela augmenteroit la Nomenclature des maladies, au point de ne s'y plus reconnoître; elle n'eſt déjà que trop chargée. Mais ce qu'il y a d'étonnant, c'eſt qu'après avoir lu le Chapitre *De vomitu cruento* de ce grand Auteur, vous ayez toujours inſiſté ſur la bile réſineuſe comme cauſe de votre *Maladie Noire*; car il n'en dit pas un mot.

Vous n'êtes guéres reconnoiſſant envers ce célébre Médecin qui a fourni les matériaux de votre *Maladie Noire*; car vous altérez ſes Textes, vous en rapportez d'autres que vous y avez copiés mot à mot, & que vous donnez comme venant de votre propre fond ; ce que je prouve. Il y a dans votre Exposé, (a) *Plumbeus faciei, mox ad ictericum accedens color.* Ce Texte est d'Hoffman que vous ne nommez pas, & que vous avez déguisé ; car il y a, *Facie simul existente plumbeâ & coloris ad ictericum vergentis.* (b) Plus bas vous dites, lig. 10. *A fortioribus catharticis & ab emeticis... abstinui.* Il y a dans Hoffman (c) *Abstinendum... omni curâ ab emeticis necnon ab alœticis.* En mettant *fortioribus catharticis* au lieu d'*alœticis*, vous avez eu grand tort ; c'est aller manifestement contre les intentions de l'Auteur : car Hoffman a voulu interdire particulierement l'aloës ; parce qu'il est un purgatif sémi-résineux qui raréfie prodigieusement le sang, & qui par consequent devient très-dangereux dans le cas d'hémorragies : son usage seroit même toujours suspect en pareils cas, quand bien même on l'auroit dépouillé de sa partie résineuse par les dissolvans purement aqueux,

(a) Pag. 3. lig. 1.
(b) Hoff. T. V. pag. 85, lig. 2.
(c) Tom. V. pag. 75. §. XII.

qui

qui le rendent d'ailleurs extrêmement doux. Mais Hoffman n'a pas prétendu condamner les autres purgatifs; ſuivant en cela l'exemple de notre grand Maître, qui dit : *Huic* bilem atram tanquam fecem vomenti *medicamentum purgans crebrò propinato.* (*a*) Vous dites de plus dans votre Exposé, (*b*) *Ad laxandas ſcilicèt ſpaſticas inteſtinorum ſtricturas, &c.* Tout le Texte eſt d'Hoffman, que vous citez, à la vérité, en marge; mais comme il eſt mot pour mot dans cet Auteur, ne deviez-vous pas auſſi le mettre en Lettres Italiques? Vous en rapportez un autre (*c*) ſans aucune citation ni Lettres Italiques : *Summo ſtudio à validis ſtipticis, aſtringentibus, & vitriolaceis pharmacis cautum eſt, nec minori curá pinguia & oleaginoſa vitavimus.* Tout cela eſt éxactement dans Hoffman, (*d*) à l'exception de *cautum eſt* & de *vitavimus*; mais il ſe ſert d'autres termes qui ſont encore plus énergiques que les vôtres. Vous

(*a*) Hippo. *De Morbis*, Lib. II. Sect. V. *apud Fœſ.* pag. 45.

(*b*) Pag. 4, lig. 8.

(*c*) Même page, lig. 17.

(*d*) Tom. V. pag. 75. & 76. §. XI. & XII.

 rapportez,

rapportez, pag. 5, ligne 5. un Texte de six lignes tiré d'Hoffman, qui n'est pas copié fidellement. Et pag. 4. à la Note *a*, il y en a un autre dont la citation n'est pas éxacte.

Quoi! vous dites, pag. 2. de votre Libelle, en parlant de ma 2e. Lettre, que je me suis approprié l'Ouvrage d'autrui; j'ai fait sentir la fausseté de votre imputation, & il est aisé de juger lequel de nous deux a été Plagiaire.

Pour faire l'Exposé de votre *Maladie Noire*, qui est, comme je l'ai déjà observé, de quatre pages & demie, vous n'avez eu recours qu'à un seul Auteur, & vous le citez mal à plusieurs endroits; vous altérez ces Textes, & vous vous en appropriez d'autres. Dans votre Libelle, vous vous y autorisez de Médecins qui n'éxistérent jamais, vous donnez comme venant de votre propre fond, des sept lignes de suite copiées dans les Dictionnaires; & vous prétenderez faire le Sçavant, & vous donner pour un Chirac: le croira qui voudra. Ce seroit ici pour moi, comme par tout ailleurs

leurs, la chose du monde la plus aisée de vous faire à mon tour l'application de toutes vos Gentillesses Poëtiques (*a*) dont vous avez été excessivement prodigue dans votre Libelle ; si je n'avois mieux aimé vous donner des preuves sensibles de la modération avec laquelle on doit défendre une bonne cause.

Après vous être autant écarté du vrai, en prenant des déjections purement sanguines, qui alloient à plusieurs livres, pour de la bile résineuse; auriez-vous dû songer à faire imprimer l'Exposé de cette maladie ? que vous annoncez sous un nom ambigu, inusité dans toutes les Écoles, comme je l'ai déjà dit; nom qui peut se rapporter à plusieurs autres maladies. Il est vrai qu'en lisant votre Exposé, on voit manifestement que vous vous contredisez, la regardant tantôt comme une obstruction au Foie, tantôt comme une maladie hypochon-

(*a*) Voyez Libelle, p. 2, &c. Le *Tumens inani superbiâ, Ignotos fallit, Notis est derisui. Ad Populum phaleras.*

 driaque.

driaque : *Hæc, & alia ejusmodi, communia hypochondriacis symptomata ;* (a) & que vous croiyez occasionnée par une bile résineuse : *Hinc bilis facta spissior & resinosa, &c... Tùm, ab inspissatis liquoribus, ac resinosa præsertim bile, &c.* (b) Que ne lui laissiez-vous donc le nom sous lequel elle est & sera toujours généralement connuë ? Mais comment la bile auroit-elle été résineuse ? puisqu'en pareil cas elle ne peut se déposer qu'avec peine dans ses sécretoires, ainsi que Mr. le Thieullier vous l'a observé dans sa Consultation. Voici ce qu'il dit : *Jecoris enim variatas functiones apprimè qui noverit... bilem imperfectè secerni... nunquàm ignoraverit.* Mais faute d'Anatomie, vous n'avez senti ni la bonté ni la force de cette Observation. Est-ce donc dans les rameaux de la petite veine-porte ou de la grande, que les sucs bilieux encore intimément mêlés avec le sang seroient devenus résineux ? Il seroit absurde de le penser. Voyons présentement,

(a) Pag. 2. de l'Exposé.
(b) Ibid. pag. 2. & 3.

si

ſi la maladie de Mr. ** étoit une véritable mélancholie hypochondriaque.

La Mélancholie, & ſur tout lorſqu'elle eſt devenuë hypochondriaque, ne peut durer des années entieres, ſans tranſmettre au cerveau des parties âcres qui en altérent les fonctions, qui occaſionnent des écarts dans l'eſprit, & des illuſions de toutes eſpeces. Tous les Auteurs nous donnent pour ſymptome caractériſtique de cette maladie conſommée, un dérangement dans l'eſprit; les uns ont des terreurs paniques, d'autres ſe croyent tout autres qu'ils ne ſont. L'un penſe être Roi, un autre le Meſſie, &c. *Novi melancholicum qui ſe Regem clamabat à Regno expoliatum.* (*a*) Ces accès ne durent qu'un certain temps, & reviennent par intervalle.

Læditur quoque omnibus verè melancholicis *imaginatio*, *& ſe videre & audire ferunt quæ non ſunt extrà*, *ſed in humore & vapore cerebri conſiſtunt.* (*b*)

(*a*) Chriſtoph. à Vega, *De Arte medendi*, pag. 312. *in-fol.*

(*b*) Chriſt. à Vega, *Ibid.*

In melancholia, mœroris & metûs nulla vacatio... Melancholici verè dicti, à scopo aberrant veritatis. Duret, In Indice.

Melancholiæ hypochondriacæ signa sunt, delirium absque febre, cum mœrore & timore; idque non continuum, sed notatu digna intervalla habens. Sennert. T. 2. in-fol. pag. 102.

Or Mr. ** n'a rien éprouvé qui ait rapport à ces dérangemens, il a toujours eu l'esprit présent & sain. Sa maladie n'étoit donc point la Mélancholie hypochondriaque ; elle avoit commencé, a la vérité, par des legéres affections mélancholiques. Mais ne seroient-elles point dégénérées en affections scorbutiques, ou même n'auroient-elles point été compliquées ensemble ? L'opinion des Anciens sur l'origine de la Mélancholie avoit quelque chose de vrai. Ils ne pensoient pas, comme vous, que c'étoit une bile proprement dite, résineuse, & recuite dans le Foie ; mais un sang grossier destitué de principes actifs, dégénéré, dépouillé de ses parties spiritueuses & vivifiantes, enfin que c'étoit un sang limoneux, noir, desséché, brûlé, &

& qui ſelon eux étoit attiré par la Rate, afin d'épurer le ſang du Foie. *Lien atræ bilis excrementum, ceu limum ſanguinis ab jecinore elicit naturaliter. Ejus facultas attractrix, ſi infirma fuerit, ... ſanguine impuro per totum ſe corpus ſpargente, atrum morbum regium conſtituit.* (*a*)

Melancholicus humor, ſanguinis limus atque fex. Duret, In Indice.

Intelligo per atram bilem exquiſitè, humorem nigrum, acidi ſaporis.... Humor ergo melancholicus naturalis, ſuccus niger appellatur, bilis atra non tamen exquiſitè, ſed ſola illa quæ ex putredine & uſtione fit. (*b*)

Conſultez les Anciens, vous verrez qu'ils ſe rapportent tous ſur l'origine & la qualité de l'Atrabile ou humeur mélancholique. Mais eſſayons préſentement de rectifier par les principes de l'Anatomie moderne, ce que les Anciens n'ont pu éclaircir, faute des connoiſſances que l'on a acquiſes depuis.

Tout le bas-ventre eſt un aſſembla-

(*a*) Paul. Æginetta, p. 162. *in-fol.*

(*b*) A Vega, pag. 779. & 875.

ge

ge d'organes déstinés à extraire du sang, des sucs épurés, pour être appliqués aux différens besoins de l'œconomie animale. Le grand & le petit Pancréas rassemblent dans leur centre une liqueur fine & pénétrante, non acide, comme quelques-uns l'ont cru, qui va se dégorger dans l'intestin duodenum proche le cholidoque, ou quelquefois avec lui, destinée à la perfection du chyle. Tout le canal intestinal est garni intérieurement de millions de bouches qui y dégorgent continuellement des sucs lymphatiques d'une extrême finesse & qui tendent au même but; ainsi du reste. Le sang qui a été porté à toutes ces parties par cinq rameaux principaux; sçavoir, les trois branches de la cœliaque & les deux mésenteriques; après y avoir fourni & déposé, pour différens besoins, les liqueurs les plus épurées dont il étoit enrichi, repasse dans les veines : là se trouvant dépouillé d'une partie de son véhicule, & n'étant que mollement animé par le jeu des canaux veineux, il y marche nonchalamment, & arrive enfin à la porte

du

du Foie, nommée ſinus de la veine porte. La Rate, loin d'attirer à elle les parties les plus groſſieres du ſang, qui, ſelon les Anciens, ſe formoit dans le Foie, reçoit un ſang pur & artériel par le rameau de la cœliaque, nommé ſplenique. Le ſang arrivé à ce viſcere s'y épanche dans un nombre prodigieux de cellules, d'où il eſt repris ſans avoir perdu preſqu'aucune de ſes parties vivifiantes, & eſt porté dans le ſinus de la veine-porte, où il partage ſa fluidité artérielle avec l'autre ſang qui eſt veineux & deſtitué de ſes parties les plus ſpiritueuſes. Celui-ci à la vérité a contracté des diſpoſitions alkaleſcentes, par les différents mouvemens & les courſes rapides & prodigieuſes qu'il a été néceſſité de faire. Mais ces diſpoſitions, loin de devenir nuiſibles, comme elles le ſont de leur nature, vont, en ſubiſſant les loix de la Sageſſe incompréhenſible du Créateur, tourner aux avantages de l'œconomie animale, par leur union avec des parties onctueuſes ; d'où réſulte ce ſuc ſavonneux qui doit être appliqué à des fonctions ſi eſſentielles à la vie.

vie. Enfin le ſang qui revient de tous les épiploons & portions adipeuſes, chargé de parties oleagineuſes, ſe mêle encore dans le ſinus comme dans un lac commun, où ſe commence la nouvelle combinaiſon dont je viens de parler. Ces trois eſpeces de ſangs intimément unis ſont portés dans toute la ſubſtance pulpeuſe du Foie, par les ramifications de la veine - porte hépatique, pour y dépoſer dans les pores biliaires cette liqueur fine & ſavonneuſe nommée bile, qui eſt à ſon tour déposée, partie dans la véſicule du fiel, & la plus grande partie dans le conduit hépatique; de-là enfin eſt tranſmiſe par le cholidoque dans le premier inteſtin.

Si par différentes affections de l'ame, par la façon de vivre, ou par telle autre cauſe que ce ſoit, les parties cy-deſſus tombent dans l'atonie ou une ſorte d'inaction, que le jeu ſyſtallique des vaiſſeaux ſoit affoibli; la marche du ſang ſera ralentie dans la veine-porte ventrale & hépatique; d'où il s'enſuivra inſenſiblement & néceſſairement un engorgement ou bouffement

ment de tous les viſceres qui en dépendent & particulierement du Foie & de la Rate. Le mouvement du ſang ſe ſoûtiendra cependant toujours dans les grands vaiſſeaux, mais les capillaires veineux ayant très-peu de reſſort, & ne pouvant contre-balancer l'abord du ſang, ſe dilateront prodigieuſement & deviendront variqueux. Alors la veine ſplenique ne pouvant ſe dégorger librement dans le ſinus de la veine-porte, le ſang artériel reſtera épanché dans les cellules de ce viſcere, le gonflera, le durcira : ce qui conſtituë l'état connu de nos Anciens & ſur tout d'Hippocrate, ſous le nom fameux de *Magnus lien*, *Magni lienes. Lienoſi* ſunt... *quibus congeſta ſenſim pituita, aut melacholicus humor duritatem attulit tenſionis ; oborto ſcilicèt lienis tumore rotundo, aut lato, longo & craſſo.* (*a*) Mais ſi le ſang demeure trop long-temps dans ce viſcere, il y dégénérera de qualité ; le plus fluide en ſera repompé par les lymphatiques réſorbans, & le reſte deviendra noir, âcre, épais, limoneux, & formera ce que nos An-

(*a*) Duret, *In Coacas Hipp.* pag. 349.

ciens

ciens ont nommé atrabile, ſuc noir, mélancholique. Par la même raiſon, le ſang qui séjourne dans les rameaux des deux veines-portes & qui les aura rendu variqueux, ne deviendra pas moins mélancholique. *Si in toto ſanguine mobiliora diſſipata reliquerint immobiliora unita; tùm ille erit craſſus, ater, pinguis, terreſtris. Ei verò vitio nomen dabitur humoris atrabiliarii vel ſucci melancholici.* (*a*)

Le ſang de la veine-porte hépatique n'étant plus vivifié par l'abord du ſang artériel de la Rate, forme des ſtaſes variqueuſes dans les rameaux hépatiques; alors la sécretion de la bile ne ſe fera que très-imparfaitement: elle reſtera donc confonduë avec le ſang qui gonfle la ſubſtance pulpeuſe du Foie, y forme des engorgemens, &c. *Inde mali labes.* C'eſt par le moyen du Scalpel & de l'Anatomie Pratique, jointe à la connoiſſance phyſique du corps humain, que l'on apprend à redreſſer les connoiſſances des Anciens, qu'ils n'ont point été à portée de perfectionner, & que l'on

(*a*) Boerhaave, Aphor. pag. 204.

eſt

eſt en état de les apprecier à leur juſte valeur. Mais nous leur avons toujours de grandes obligations, & nous devons être pénétrés de la plus vive reconnoiſſance du vrai qu'ils ont ſçu démêler dans la Nature avec tant de ſagacité, & qu'ils nous ont tranſmis avec tant de candeur & de ſincérité.

Ce ſont ces engorgemens, tant de la veine-porte ventrale qu'hépatique, dont je viens de vous faire le tableau en racourci, mais d'après Nature, qui conſtituent les premiers germes de la Mélancolie, qui n'eſt encore autre choſe qu'un état de mal-aiſe général, de peſanteur, de défaut d'aptitude aux fonctions habituelles, &c. Mais ſi cet état dure long-temps ; les ſucs croupiſſans de plus en plus, mettront le comble à la dyſcraſie des liqueurs : d'où naîtront des atteintes hypochondriaques, ou des affections ſcorbutiques. Il eſt bien important pour la Pratique de ne pas confondre les affections ſcorbutiques ſi communes dans notre climat, avec le Scorbut proprement dit qui attaque les Marins & qui régne dans les Régions froides & maritimes.

maritime. Si l'état hypochondriaque ne va point sans dérangement dans l'esprit, ainsi que tous les Auteurs le prétendent ; certainement la maladie de Mr. ** n'étoit point la Mélancolie hypochondriaque, comme vous le soûtenez dans l'Exposé que vous en faites ; mais elle n'étoit au plus que des principes de Mélancolie qui pourroient bien avoir dégénérés en levains ou affections scorbutiques. Voyons, consultons les grands Maîtres de l'Art, je ne prétens point prendre ici un ton décisif, mais écoutons nos Oracles.

Sennert, un des plus célébres Médecins du dernier siécle, nous apprend que les affections scorbutiques doivent leur origine à une humeur mélancolique dégénérée : *Scorbutus est prava & occulta qualitas... ab humore melancholico crasso, seroso, seu bicoroso, peculiari modo corrupto, orta... Quod ergo in generatione aceti accidit, tale quid etiam in melancholici humoris generatione fieri, & hæc esse prima Scorbuti initia ex dictis patet.* (a) Severinus Eugalenus qui a fait un

(a) Sennert. T. II. pag. 506. & 510.

Traité

Traité complet du Scorbut, reconnu & avoué par tous les grands Médecins pour un Chef-d'œuvre en ce genre, admet aussi pour cause des affections scorbutiques, l'humeur mélancolique: *Interna hujus morbi causa, melancholici humoris exuberantia censetur... qui circa lienem & hepar, vel in intermediis inter hæc & ventriculum spatiis, vel in ipsis etiam venis, quod puto, coacervatus; propriam & huic morbo familiarem corruptionis formam subit, quâ adjacentia, vicináque viscera, suâ vel substantiâ & contactu, vel qualitate & fumis depravat.* (a)

L'on convient unanimement qu'Hippocrate, sous le nom de *Magni lienes*, a voulu désigner la Mélancolie causée par des sucs noirs qui séjournoient dans la Rate. Il ne faut, pour s'en convaincre, que consulter ce Prince des Médecins. Mais on convient aussi que sous la même dénomination, il nous fait l'esquice du Scorbut: *Quibus lienes magni sunt, iis gengivæ vitiantur, & os gravè olet. Quibus autem lienes magni sunt, neque sanguinis eruptiones contingunt, neque os*

(a) Severin Eugal. *De Scorb.* pag. 4.

gravè olet, in tibiis ii mala ulcera habent & nigras cicatrices. (a) *Quibus magnus est lien, si quidem biliosi sunt, fœdati multùm apparent, ulceribúsque obsiti quæ difficulter sanescunt ; tùm illis ab ore fœdus expirat odor, atque macrescunt.* (b)

J'ai vu cette sentence d'Hippocrate vérifiée bien des fois, & en dernier lieu dans une fermiere des Grandes-Ecuries. Beaucoup d'autres Praticiens rendront le même témoignage que moi. Voilà donc l'autorité, la raison & l'expérience qui se réünissent pour confirmer, que des affections mélancoliques aux scorbutiques, il n'y a qu'un pas. Nous ne sçaurions donc être trop attentifs à cette mutation, ou même à la complication ; puisque de-là dépend la guérison des Malades. Car jamais l'on ne guérira les atteintes mélancoliques, ou telle autre maladie que ce soit, compliquée avec les affections scorbutiques, que l'on n'ait un égard singulier à ces dernieres. *Cæterùm ex hoc loco*

(a) Hippoc. *Prædictorum*, Lib. II, Sect. II. *apud Fœs.* pag. 92.

(b) Duret, *In Coacas Hippo.* pag. 392.

mihi

mihi incidit, quòd hìc rectè moneri puto, scilicèt in morborum concursu, cum quibus Scorbutus miscetur, nullum integrè curari, nisi hunc unà cures, aut medicamentis juncto morbo præscriptis, unum vel plura misceas, quæ hunc morbum respicere, & peculiarem erga eum vim & proprietatem habere, credantur. (a)

Sennert assure que les Malades attaqués d'affections scorbutiques, rendent par le vomissement, & par les selles, du sang extrêmement noir; qu'ils ont alors ordinairement des nausées, des sueurs froides: *Qui nigra egerunt; frigidum illi exudant.* (b) Sennert ajoûte qu'ils sont tristes, maigres, prenant difficilement le sommeil; qu'ils ont aussi des foiblesses considérables, particulierement quand ils veulent rendre ces matieres par haut & par bas. Vous conviendrez que Mr. ** a eu ces accidens: *Cum sanguinis nigerrimi vomitu, & per alvum excretione copiosâ, cum animi deliquiis... nunc nausea.. atrophia.... lipotimiæ, sudores frigidi, per-*

(a) Severin. Eugal. *De Scorb.* pag. 3.

(b) Hippoc. *Prænotion.* 38. & 62. *De Dejectionibus.*

petuæ vigiliæ. (*a*) Il eſt conſtant que les levains ſcorbutiques ont d'abord leur ſiége dans les premieres voies, dans le Meſentére, dans les rameaux des deux veines-portes; & que de-là ils ſe répandent dans toute l'habitude du corps, & infectent toutes les liqueurs. *Fontem primò hujus colluviei* ſcorbuticæ *quod attinet... Meſenterium & primas corporis vias, ſeu venæ portæ ramos qui illas perreptant, ſedes eſſe ſtatuimus.* (*b*)

Les effets & tous les ſymptômes qui accompagnent les affections ſcorbutiques, ſont, pour la plûpart, une triſte filiation de l'humeur mélancolique; & quoique cette humeur ſoit de ſa nature craſſe & épaiſſe, cependant lorſqu'elle eſt dégénérée en nature ſcorbutique, elle devient ordinairement muriatique, séreuſe, ichoreuſe, alkaline, &c. *Effectus & ſymptomata quæ in Scorbuticis apparent, pleraque humoris melancholici ſoboles... Etſi verò humor melancholicus, Scorbuti cauſa, craſſus eſſe rectè ſtatuitur; tamen non tantùm craſſus eſt,*

(*a*) Sennert. T. II. pag. 507. *De Scorb.*

(*b*) Sennert. T. II. pag. 508. *De Scorb.*

Sed

ſed ſero multo dilutus... & bicore... ut ſit inſtar lixivii. (*a*)

Ce qui vous en a le plus imposé dans la maladie de Mr. ** ont été les déjections noires, que vous ſoûteniez être de la bile réſineuſe & recuite; mais il a été démontré que c'étoit du ſang. Or ce ſymptome eſt avoué, par de célébres Auteurs, appartenir aux affections ſcorbutiques. *Cùm ſanguinem atrum nonnunquàm copiosè vomitu, imò interdùm per alvum & os rejiciant* Scorbutici. (*b*) *Vomitus & ſeceſſus ſanguinis;* Boerhaave Aphor. de Scorbuto. *Quibus ſanguis craſſus & feculentus in venis abundat: iis venæ in inteſtinis deſinentes, ſæpè numero ſanguinis aliquid cum his dejectionibus effundunt... maximè ſi... hæmorrhoïdes ſubſiſterint.* (*c*)

Qu'y a-t-il en effet de plus naturel qu'un ſang engorgé dans la Rate, dans tous les rameaux de la veine-porte hépatique & ventrale, & qui y a formé des ſtaſes variqueuſes, ſe faſſe jour

(*a*) Sennert. *Ibid.*

(*b*) Sennert. *Ibid.* pag. 505.

(*c*) Severin Eugal. *De Scorb.* pag. 30.

soit

ſoit dans l'eſtomac par les vaiſſeaux courts *vaſa brevia* ſi connus des Anciens, ſoit dans les inteſtins grêles, dans le colon, dans le cœcum par les rameaux de la grande méſaraïque ; ſoit enfin dans le *Rectum* par la veine hémorrhoïdale interne. C'eſt ſur tout l'ouverture de cette veine ou de ſes rameaux, qui procure des ſoulagemens ſi marqués dans les engorgemens du Foie & de la Rate, parce qu'elle vient directement du tronc de la veine-porte, ou de la veine-ſplenique, & fait une des trois branches principales de la grande veine-porte. Pour le peu que vous vous rappelliez les différens états où s'eſt trouvé le Malade, vous conviendrez qu'il a éprouvé la rupture de ces différens vaiſſeaux ; mais toujours avec avantage ou deſavantage, ſelon la nature de ceux qui s'ouvroient. *Nuper (a) in inciſo Jacobi.... Cadavere, venam quæ à liene ad ventriculum atram defert bilem, bifurcatam annotavimus... Nicolaus Gherardutius vir cujus lien valdè intumue-*

(*a*) Schenckii, *Obſervation. Medic. rarior.* Libr. III. pag. 408. & 9. *De Liene*, in-fol.

rat,

rat, sanguinis nigricantis & grumosi libras ampliùs decem per secessum & vomitum excrevit ; undè lienis tumor longè minor.

Fit nonnunquàm naturâ valente, ut is qui lienis antiquum tumorem patitur, qui à Galen. & Hippocr. lienosus dicitur, liberetur, melancholico sanguine transmisso ad intestina. (a)

Quæ causa debilitatis *& occasio lieni fuit, congerendi humorem melancholicum, aut pituitam sine molestiâ : donec ipsa congestio cumulata, lieni tensionem attulit, indeque duritiem atque renixum, ac proindè sensionem suæ molestiæ, quâ proritatum viscus colligit se ad excernendum humorem morbificum, per loca lege naturæ commoda.* (b) Ce qui a fait dire à Hippocrate, *Dysenteria lienosis, non longa quidem ; utilis, &c.* (c) Ce respectable Auteur entend par cette dyssenterie, une espece d'hémorragie de sang par la voie des intestins, & non des déjections muqueuses & sanguinolentes, accompagnées de douleurs & de phlogose,

(a) Christoph. à Vega, *In Aphor. Hippoc. XLIII.* Lib. VI. Comment.

(b) Duret, *In Coacas.* pag. 35c.

(c) Coac. *De Dysenteria*, Prænot. 5.

que

que nous nommons Dyſſenterie proprement dite.

Dans la maladie de Mr. ** il s'y eſt auſſi rencontré un ſymptome très-commun aux affections ſcorbutiques, qui eſt un teint brun, livide, plombé. *Facies fit pallida & livida quaſi, aut ex pallido in fuſcum vergit... Etenim cùm quales ſunt humores in corpore, talis ſit color in cute; ſanguis in Scorbuticis non purus ſit, ſed nigris & ichoroſis humoribus inquinatus; talem colorem in facie excitari mirum non eſt.* (a)

Quod etiam ſæpè, nempè ad Scorbuti diagnoſim *& imprimis nobis reſpirationis alteratio præſtabit, & in nonnullis quoque lividus faciei color, in iis potiſſimùm, qui craſſo & melancholico abundant ſanguine, aut temperamento ſanguineo gaudent.* (b) *Faciei color pallido fuſcus.* (c) Joignons à toutes ces Autorités celle du Prince des Médecins, qui nous a dépeint les maladies avec des caractéres ſi frapans, & des couleurs ſi vives, que l'on ne peut

(a) Sennert. T. II. pag. 521.

(b) Severin Eugal. *De Scorbut.* pag. 15.

(c) Boerhaave, Aphor. *De Scorbut.* pag. 222.

voir

voir les tableaux qu'il en fait sans en être frapé, & sans y admirer les coups de pinceau de ce grand Homme. Quoiqu'il n'ait point parlé du Scorbut sous ce nom, il est si bien caractérisé dans ses différens Ouvrages, qu'on ne peut l'y méconnoître. Il admet entre autres pour symptome de cette maladie, le teint noir : *Color niger est*; (a) ce qui revient parfaitement au *Plumbeus faciei... color*, que vous donnez d'après Hoffman. Si j'ai recours à un grand nombre d'Autorités, ce n'est pas pour faire une vaine parade d'érudition ; mais afin de lever tous les doutes que vous pourriez avoir.

Vous objecterez peut-être que Mr.** n'a point eu de taches rouges ou violettes sur le corps, d'ulceres aux gencives, &c. Mais il faut observer 1°. Qu'il y a, comme je l'ai déjà dit, une grande différence entre le Scorbut proprement dit & les affections scorbutiques. 2°. Que tous les symptomes d'une maladie ne se réünissent pas dans

(a) Hippoc. *De internis affect.* Sect. V. *apud Foes.* pag. 119. *De convolvulo sanguineo.*

un Malade, & qu'il suffit que quelques-uns s'y rencontrent pour constater le caractére de la maladie. *Neque enim gengivarum ulcera, oris fetor, dentium vacillatio, & crurum maculæ... semper apparent* in Scorbuto ... *Non tamen idem morborum & symptomatum in omnibus concursus, sed in hoc ista, in illo alia; in hoc plura, in alio pauciora apparent.* (*a*)

Ceterùm quia dictis signis, quæ in gengivis ac cruribus efflorescunt, lippis & tonsoribus hodiè hic morbus notus est, nolo diutiùs his immorari... Fit enim non rarò, ut priùs hic morbus occidat, quàm dictis illis... signis se prodat & ostendat. (*b*)

Dans le traitement des maladies, l'on ne peut être trop attentif; il est rare qu'elles ne soient compliquées: il faut donc en faire l'analyse, afin de s'assurer des différens composans qui peuvent appartenir aux solides ou aux fluides. Les affections scorbutiques sont presque toujours masquées par quelqu'autre maladie, & sur tout par celle qui en est le principe; c'est-à-

(*a*) Sennert. T. II. pag. 506.

(*b*) Severin. Eugal. *De Scorbut.* pag. 8. & 9.

dire,

dire, la Mélancolie. *Scorbutum ſub ſchemate & ſpecie alterius morbi latere, ſuſpicandum; ideóque in eum diligenter inquirendum, & an Scorbutus adſit, indagandum.* (a)

Etſi enim ex his ſignis omnia apud nos non ita ſemper ſunt evidentia, ut iis in locis quibus Scorbutus quaſi patrius & vernaculus eſt: tamen qui ea, quæ circa ægros, etiam in his locis fiunt, diligenter conſideraverit, ... latentem ſub aliis morbis Scorbutum, aut certè ejus initia deprehendere poterit. (b)

Il eſt donc de la derniere importance de s'aſſurer, ſi les Malades n'ont point eu quelques-unes de ces maladies capables de déguiſer les affections ſcorbutiques ou de leur donner l'être, & s'ils en ont été bien guéris : ou ſi ces mêmes affections ne ſe préſentent point ſous la forme de quelques autres maladies qui en impoſeroient. *Tamen ſæpiſſimè alios morbos ſimulat, incautóſque decipit; cùm nullus ferè morbus ſit, ſub quo non latere, aut cui non aſſo-*

(a) Sennert. T. II. pag. 514.
(b) Ibid. pag. 524.

ciari Scorbutus possit.. An æger *sit splenicus* perpendendum *& morbo aliquo melancholico... quem sequi solet Scorbutus, anteà laboraverit, ex quo non satis restitutus fuerit.* (a)

Les différens assauts qu'a essuyés Mr. ** depuis plusieurs années, accompagnés à peu près des mêmes circonstances; l'état peu solide de santé qu'il paroissoit recouvrer dans leurs intervalles; la maigreur consommée où il se trouve présentement, ayant toujours presque le même teint, sujet à des pertes de sang considérables par l'ouverture d'hémorroïdes internes, &c. tout cela ne semble-t-il pas confirmer ce que nous ont transmis nos grands Maîtres? *Tandem etiam atrophia hoc malum interdùm sequitur. Quibusdam crura atrophiâ laborant, & ita gracilia redduntur, ut vix ossibus hærere videantur: interdùm & totum corpus ità emaciatur, ut vix cute & ossibus homines hæreant, & sceleti formam referant... Humor melancholicus à quo hic morbus* Scorbutus *ortum habet, naturâ suâ contumax est; ... & postquàm humor scorbuticus semel similem hepati &*

(a) Sennert. T. II. pag. 514.

lieni

lieni dispositionem impressit, vix ea planè extirpari potest; atque ob eam vel singulis annis, vel longiore intervallo, pro victûs ratione, & aliis circumstantiis, malum recurrit, nunc iisdem, nunc aliis stipatum symptomatibus. (a)

Hic morbus multâ curatione indiget, alioqui non decedit, sed hominem ad mortem usque comitatur. (b)

Il s'en faut de beaucoup que ces affections scorbutiques veulent être traitées comme le Scorbut proprement dit, & l'on doit faire une singuliere attention pour reconnoître le vice dominant des humeurs; sçavoir, si elles sont acescentes, ou alkalescentes. *Et causam ejus* Scorbuti *proximam esse eam sanguinis indolem, quâ & crassitie simul in una, & tenuitate acri salsâ, alkalicâ, vel acidâ in altera parte peccat: quæ imprimis accuratè investiganda & distinguenda sunt.* (c).

Voici Mr. une réfléxion que je crois devoir encore vous communi-

(a) Sennert. *De Scorbut.* T. 2. pag. 524.

(b) Hippoc. *De internis affect.* Sect. V.

(c) Boerhaave, Aphor. *De Scorbut.* pag. 223.

 quer:

quer: N'avez-vous jamais fait attention que dans des affections de cette nature, & qui ont jeté de si profondes racines, il est très-ordinaire, qu'il s'y forme quelque suppuration sourde, sur tout dans la substance pulpeuse du Foie? *Hepatis, lienis ... putredo & consumptio.* (a) J'ai vu plusieurs Malades qui ont confirmé cette Sentence & qui avoient particulierement le visage plombé. *Facies plumbea, hepatis suppurationem praenuntiat.*

Tout le reste de votre Écrit de la *Maladie Noire* roule sur les Eaux minérales de Forge & sur les Eaux minérales domestiques que j'avois conseillées & qui certainement avoient procuré beaucoup de soulagement au Malade. Comme le Public attribuoit à ce reméde, & avec quelque fondement, le mieux du Malade; cela vous avoit fait ombrage & vous avoit déterminé à composer cet important Ouvrage de quatre pages & demie, non dans l'intention de sçavoir si les Eaux de Forges n'étoient point con-

(a) Boerhaav. *De Scorbut.*

traires

traires à votre *Maladie Noire*, mais afin d'effacer, si cela étoit possible, la bonne opinion que l'on avoit conçuë d'un remédc que vous n'aviez pas ordonné : car personne ne s'étoit opposé à l'usage des Eaux de Forges. Cela s'appelle imaginer des monstres pour les combatre. J'avois seulement observé que dans le temps des évacuations noires & sanguines, il falloit employer, de préférence aux remédes trop toniques, les délayans détersifs ; telle que l'Eau minérale domestique que j'avois ordonnée, ce que M M. Pousse & Kaste vous ont confirmé dans leurs Consultations. Cette Eau minérale ne pouvoit manquer de procurer un grand bien au Malade, comme l'événement l'a confirmé ; puisque je m'étois assuré, par l'analyse, qu'elle contenoit du Sel admirable de Glaubere, *Præ cæteris* remediis *optimum est Sal mirabile Glauberi ;* (*a*) un peu d'arcanum duplicatum, *Inter quæ* salia fixa *nobilissimum est arca-*

(*a*) Zvingerus, *De Scorbut*, T. 2. pag. 299.

num

num duplicatum Mynsit (a) & du Natrum ou Sel parfaitement semblable à celui des eaux de Vichi que Mr. Le Thieullier ordonnoit dans sa Consultation. D'ailleurs, Mrs. les Médecins consultés, loin de blâmer l'Eau minérale que j'avois ordonnée, en font tous l'apologie en recommandant pour cette maladie, *l'Arcanum* & le Sel de Glaubere ; & le bien qu'elle a procuré, ce dont vous ne disconvenez pas, en est l'éloge le moins équivoque. Il y a encore dans le fameux Écrit de votre *Maladie Noire* une infinité de choses susceptibles de réfutation, que je releverois ici, si je n'avois été obligé de m'étendre beaucoup sur le fond de la Maladie.

Si cet Ouvrage n'est pas suffisant, pour vous dessiller les yeux & vous faire revenir de vos préjugés, j'espere en publier dans peu un autre qui peut-être opérera cet heureux effet ; j'y expose la Théorie & la Pratique concernant plusieurs Maladies, qui ont régné dans cette Ville depuis que je

(a) Zvinger. *De Scorb.* pag. 297.

l'habite.

l'habite; avec une Explication Physique & Méchanique de l'opération des remédes qui ont été mis en usage; ainsi que celle de plusieurs autres employés dans la saine & bonne Pratique. Comme cet Ouvrage a été éxaminé & approuvé solemnellement par la Faculté de Paris, & que cette célébre École rend au fruit de mon travail, le témoignage flateur de bon dans la Théorie & dans la Pratique; vous jugerez par-là, Mr. si j'ai mis à profit les salutaires avis que vous me donnez dans votre Libelle, en disant, pag 21, à la fin : *Qu'il nous en prescrive donc quelque* Méthode *bonne à suivre.*

A Chaalons sur Marne,
le 18. *Novembre*, 1751.

P. S. Monsieur, les Motifs que je vous expose dans ma Replique, joints aux obstacles que je ne pouvois prévoir, m'ont empêché de la publier dans le temps que le Public s'y attendoit. Si vous ne me faites pas la grace de m'en croire; il y a nombre de Personnes dignes de foi qui vous attesteront avoir vu ma Replique Manuscrite

Manuſcrite dès le mois d'Octobre. Cependant afin de lever tous vos doutes, je joins ici les Lettres de deux Sçavans de Paris à qui j'ai communiqué mon Manuſcrit ſur la fin de Novembre. J'en ſupprime les Noms, n'ayant point demandé leur agrément pour rendre ces Lettres publiques ; mais elles ont été vuës en original par un des premiers Magiſtrats & autres Perſonnes reſpectables de cette Ville.

J'Ai lu, Monſieur, avec plaiſir votre Réponſe au Libelle injurieux de votre Antagoniſte : j'y ai admiré plus d'une fois votre patience, par le travail qu'elle a dû vous coûter, vuë la quantité de Recherches dont elle eſt remplie. Lorſque l'on a la Vérité pour ſoi, comme vous l'avez, Monſieur, on eſt bien ferme ſur ſes pieds ; & il n'eſt pas néceſſaire d'aller chercher quantité de détours ſéduiſans pour ſe juſtifier, comme l'a cru faire habilement votre pauvre Confrére qui, ſuivant toute apparence, s'eſt mis l'eſprit à la torture, pour faire venir fort mal à propos un grand nombre de Citations tirées par les cheveux. Il y a plus d'un mois que j'ai lu ce Libelle ; & depuis ce temps-là, je l'ai conſtamment honoré d'un parfait mépris, étant perſuadé qu'il étoit aſſez mauvais pour tomber de lui-même, comme il a fait ; & pour décorer ſon Auteur d'un verni qui ne lui fera jamais que

que du deshonneur chez les Connoisseurs.

J'ai l'honneur, &c. A Paris le vingt Décembre, 1751.

J'Ai lu, Monsieur, d'un bout à l'autre, toutes les Piéces de votre Procès Littéraire, tant pour que contre. Puisque vous me pressez de vous en dire mon avis sans déguisement ; le voici au naturel & sans flaterie.

Votre Antagoniste bat la campagne au large, & dispute en Écolier, le Dictionnaire à la main, sur des termes de Grammaire ; & cela dans un Genre de matiere qui est du Ressort de la Physique, & de la Physique la plus fine & la plus épineuse. N'est-ce pas tout vous dire ? Mais de grace ! que ne marche-t-il plutôt sans détour, s'il le peut, à la Question que vous lui exposez fort-bien & à souhait ? Que ne va-t-il au fait ?

A l'égard de votre Replique, c'est un Ouvrage d'un travail de longue haleine, immense, rempli de Recherches curieuses & interessantes. Elle est tranchante, selon moi ; & en effet on y trouve par tout un Observateur fidele en Pratique, scrupuleux, éxact ; un Physicien de la bonne trempe, toujours en bonne intelligence avec la Nature dont il épie les démarches, & approfondit les desseins ; enfin un Médecin, injustement lésé à la vérité par la jalousie de son Collégue, qui s'occupe plus des moyens de mettre dans un grand

grand jour les vérités capitales de son Art ; en les développant avec complaisance à son Ennemi, que de sa propre justification : ainsi vous ne pouvez assez vous hâter de la publier pour vous faire honneur ; elle vous méritera, & les Suffrages, & l'Approbation des Gens de goût & des plus habiles Connoisseurs. C'est d'ailleurs le vrai moyen de mettre le terrein de votre côté, de vous l'assurer pour jamais, & de faire tomber tout parallele entre les deux Disputans.

J'ai l'honneur, &c. De Paris ce vingt-neuf Décembre, 1751.

FIN.

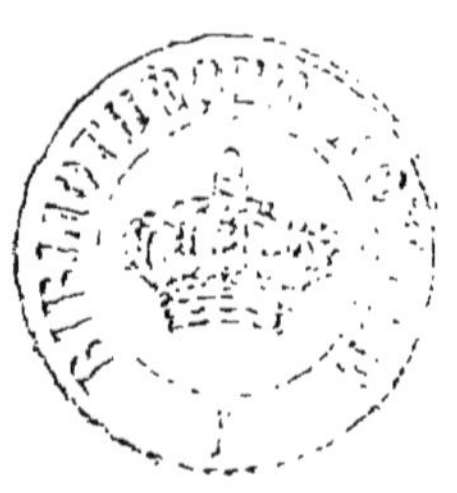

De l'Imprimerie de SENEUZE, Imprimeur du Roi, & de Monseigneur l'Evêque. 1752.

www.ingramcontent.com/pod-product-compliance
Ingram Content Group UK Ltd.
Pitfield, Milton Keynes, MK11 3LW, UK
UKHW020144200726
13856UKWH00003B/843